Aus dem psychologischen Institut der Universität Rostock
Direktor: Prof. Dr. D. KATZ

Explorationsgespräche
zur Erforschung des Denkens schwachsinniger Kinder

Inaugural-Dissertation

zur

Erlangung der Doktorwürde

der

HOHEN PHILOSOPHISCHEN FAKULTÄT
DER UNIVERSITÄT ROSTOCK

vorgelegt

von

Juliane Bieber
aus Duisburg

1930

Springer-Verlag Berlin Heidelberg GmbH

Referent: Professor Dr. D. KATZ

ISBN 978-3-662-35903-7   ISBN 978-3-662-36733-9 (eBook)
DOI 10.1007/978-3-662-36733-9

(Aus dem psychologischen Institut der Universität Rostock.
Direktor: Professor Dr. D. Katz.)

Explorationsgespräche
zur Erforschung des Denkens schwachsinniger Kinder.

Von

Juliane Bieber.

Inhalt.

Einleitung. Verfahren zur Gewinnung des Materials. — 1. Kapitel: Gegenüberstellung der Ergebnisse von Intelligenzprüfungen nach der Methode Binet-Simons und der Explorationsmethode. Versuche über Bildung konkreter Begriffe. Versuche über Bildung abstrakter Begriffe. Versuche über das Vergleichen von Begriffen. — 2. Kapitel: Analyse der Gespräche. § 1: Gespräche mit ca. 7—9 jährigen Kindern über konkrete Begriffe. § 2: Gespräche mit ca. 9—10 jährigen Kindern über konkrete Begriffe und Vergleichungen. § 3: Gespräche mit ca. 10—12 jährigen Kindern über konkrete und abstrakte Begriffe. — 3. Kapitel: Überblick über die allgemeinen Ergebnisse.

Einleitung.

In ihren „Gesprächen mit Kindern"[1] weisen D. und R. Katz darauf hin, daß nicht das Wort, auch nicht der einzelne Satz, sondern das ganze Gespräch die natürliche Einheit ist, von der die psychologische Analyse des kindlichen Denkens und Sprechens auszugehen habe. Sie kritisieren die Betrachtung isolierter Äußerungen des Kindes in folgender Weise: „Atomisierende Betrachtungstendenzen haben auch hier den natürlichen ganzheitlichen Ausgangspunkt, eben die Rede, meist übersehen lassen." Die Analyse von Dialogen in der Kinderpsychologie eröffnet ganzheitlicher Betrachtungsweise ein neues Betätigungsfeld.

Herr Professor Katz schlug mir vor, einige der üblichen Intelligenzprüfungen an Kindern einmal in Form von Gesprächen

---

[1] D. und R. Katz, Gespräche mit Kindern. Untersuchungen zur Sozialpsychologie und Pädagogik. Berlin 1928. S. 2.

1

durchzuführen. K a t z berichtet über solche Gespräche auf dem 4. Kongreß für Heilpädagogik; [1] er bezeichnet einen derartigen Dialog als Explorationsgespräch. Ein Explorationsgespräch ist also „eine solche Umgestaltung des freien Gesprächs, daß es der Erforschung einer bestimmten umschriebenen Aufgabe dienen kann." Bekanntlich ist es Vorschrift bei den Intelligenzprüfungen nach B i n e t - S i m o n, dem Kinde nach der ersten Frage, die sich auf den Test bezieht, keine weiteren Hilfen zu bieten. Diese Vorschrift ist methodisch berechtigt (für Massenversuche wird man sie auch weiter beachten müssen), aber ein tieferer Einblick in die Struktur des kindlichen Denkens kann durch Anwendung einer solchen Methode nicht gewonnen werden und somit steigt der Verdacht auf, daß die Methode auch nicht alle wirklich vorhandenen wesentlichen Verschiedenheiten der Intelligenz offenbar werden läßt. Wir versuchten es einmal damit, an die Stelle der isolierten Frage das Gespräch zwischen Examinator und Prüfling treten zu lassen. Es war zu erwarten, daß sich im Laufe des Gespräches ein vollkommeneres Bild der kindlichen Intelligenz herausstellen würde, als das bei der sonst üblichen Intelligenzprüfung der Fall sein kann. Die Gespräche sollten uns außerdem Aufschluß geben über die formale Struktur des kindlichen Denkens für das hier untersuchte Alter sowie über die Welt der Kinder, insbesondere ihre soziale Struktur.

Verfahren zur Gewinnung des Materials.

Bei dem in dieser Arbeit verwerteten Material handelt es sich hauptsächlich um Gespräche mit Hilfsschulkindern. Gespräche mit Normalschülern zogen wir (im 2. Kapitel) zum Vergleich heran. Verwandt wurden zwei Tests: 1. Definition (konkreter und abstrakter Begriffe), 2. Vergleich. Eingeleitet wurden die Gespräche über konkrete und abstrakte Begriffe mit den von B o b e r t a g [2] angegebenen Fragen: „Du kennst doch einen Soldaten (Puppe, Rose, Pferd, Zange)"? „Du weißt doch was Mitleid ist"? Nach der ersten Antwort des Kindes wurden diese Gespräche nicht, wie es bei den Intelligenzprüfungen nach B i n e t - S i m o n Vorschrift ist, abgebrochen, sondern weiter geführt und z. B. Fragen nach Zweck, Oberbegriff u. ä. gestellt. Auch bei den Vergleichen gingen wir von B o b e r t a g s Fragestellung aus und führten das Gespräch

---

[1] D. K a t z, Neue Gespräche mit Kindern. Bericht über den 4. Kongreß für Heilpädagogik in Leipzig. Berlin 1929. S. 303 ff.

[2] B o b e r t a g, Über Intelligenzprüfungen nach der Methode von B i n e t und S i m o n. 3. Auflage, Leipzig 1928, S. 50 ff.

so lange weiter, bis alle möglichen Beziehungen, die das Kind mit den einzelnen Begriffen verband, einigermaßen klar zum Ausdruck gekommen waren und wir den Eindruck hatten, daß das Thema erschöpft sei. Dabei wurden dem Kinde Abschweifungen auf andere Gebiete, Berichte über seine häuslichen Verhältnisse, über Erlebnisse auf der Straße usw. nicht verwehrt. Wir nahmen jedes Kind allein vor und beseitigten etwa vorhandene Geniertheit oder andere Hemmungen durch Plaudern über irgendwelche, das Kind interessierende Dinge, bei kleineren auch durch Verabreichung von Bonbons. Sämtliche Fragen und Antworten wurden stenographiert und mit Ausnahme einiger kleiner Verbesserungen grammatikalischer Fehler (Dativ-Accusativendungen) wörtlich niedergelegt. Das erhaltene Material verwerteten wir folgendermaßen: Im ersten Kapitel machten wir für 128 Gespräche mit Hilfsschulkindern, von denen 26 im 2. Kapitel wörtlich enthalten sind, die Fiktion, als seien sie nach der ersten Antwort des Kindes, bezw. nach seinem Stillschweigen, abgebrochen worden, verfuhren also so, als ob wir eine Intelligenzprüfung nach B o b e r - t a g vorgenommen hätten. Die erhaltenen Antworten ordneten wir nach typischen Reaktionsweisen und beurteilten sie in der üblichen Art als Lösung oder Fehlleistung. Nun gingen wir zur Prüfung des übrigen Protokolls der einzelnen Gespräche über und stellten fest, ob sich das unter der genannten Fiktion gewonnene Urteil bestätigte, oder ob es eine Korrektur erfahren müßte. Tatsächlich waren bei einer größeren Anzahl von Urteilen derartige Korrekturen nötig; so mag bereits vorweggenommen werden, daß sich bei dem Test: „Definieren von konkreten Begriffen" nur 23 % der Fehlleistungen (von 39 nur 9) und bei dem Test: „Vergleichen von zwei Begriffen" 42 % (von 24 nur 10) als wirkliche Versager erwiesen. Ein solches Resultat ist ein Beweis für die Notwendigkeit einer ganzheitlichen Betrachtung. Das zweite Kapitel nimmt eine Analyse von 26 dieser Gespräche mit Hilfsschülern und 14 mit Normalschülern ungefähr gleichen Alters ein, die sich auf die Untersuchungen von D. und R. K a t z (Gespräche mit Kindern) stützt und hauptsächlich den formalen Denkverlauf berücksichtigt. Ein kurzer Überblick über die allgemeinen Ergebnisse, der uns mit dem Inhalt der Welt dieser Kinder bekannt macht sowie die Intelligenz der Hilfsschulkinder, soweit sie im formalen Denken zum Ausdruck kommt, der der Normalschüler gegenüberstellt, schließt diese Arbeit. Aus Raummangel mußten wir die zuerst in unserm 2. Kapitel enthaltenen 81 Gespräche auf 40 reduzieren.

1. Kapitel.

Gegenüberstellung der Ergebnisse von Intelligenzprüfungen nach der Methode Binet-Simons und der Explorationsmethode.

Versuche über Bildung konkreter Begriffe.

Stellt man die bei den Binet-Simonschen Tests üblichen Definitionsfragen, so erhält man Antworten, die eingeteilt werden können in: Zweckangabe (Gruppe I), Beschreibung (Gruppe II) und Angabe des Oberbegriffs (Gruppe III a) bezw. eine logisch vollwertige Definition mit Oberbegriff und spezifischer Differenz (Gruppe III b). Einzelne Antworten der Kinder lassen sich aber diesen drei Gruppen nicht einordnen. Es wurden deshalb außerdem zwei Reaktionsformen der von Gregor[1] gefundenen Typen berücksichtigt: Erklärungen, die sich als sprachmotorische Reaktion darstellen („Die Versuchspersonen reagieren mit einem Satz, in dem das zu erklärende Wort oder ein klangverwandtes in sinnvollem Zusammenhang mit anderen Worten steht") (Gruppe IV) und (Gruppe V) Erklärungen, die eine rein reproduktive Leistung darstellen („Ein gedankenloses Wiedergeben von Gehörtem"). — Es ist nicht immer ganz leicht, eine richtige Subsumtion der Antworten vorzunehmen. Es gibt Fälle, bei denen man nicht ganz sicher ist, welcher von zwei Gruppen die Antworten eingeordnet werden sollen. Wir haben uns hier und auch bei der Eingruppierung der später behandelten Antworten an die Beispiele der einzelnen Autoren (Gregor, Rösgen und Bobertag) gehalten. — Ein Stillschweigen sowie die Aussagen der Gruppen IV und V würden nach der Methode Binet-Simon als Fehlleistungen zu betrachten sein. Die Befragung der Kinder erstreckte sich auf folgende konkrete Begriffe: Soldat, Puppe, Pferd, Rose, Zange. — Die Gespräche über Soldat und Puppe wurden mit 22 Hilfschulkindern, 11 Knaben und 11 Mädchen geführt. Fünf derselben waren die bildungsfähigsten Schüler bezw. Schülerinnen der Vorklasse einer achtklassigen Hilfsschule, während die restlichen 17 der untersten Klasse einer vierklassigen Hilfsschule angehörten.

Soldat.

Gruppe I: Zu dieser Gruppe gehörten 9 Kinder, 5 Knaben und 4 Mädchen. Ihre Antworten sind gute Zweckangaben.
Gruppe II: Ein Knabe. — Antwort: „Der ist blau angezogen."
Gruppe III a: Ein Mädchen: „Der Soldat ist ein Mann."

---

[1] A. Gregor, Untersuchungen über die Entwicklung einfacher logischer Leistungen. Ztschr. f. angew. Psychol. 1915. Bd. 10.

Gruppe III b: Ein Knabe: „Kriegsmänner." Dieser Knabe gehört zu den Schwachbegabtesten der Klasse. Seine sonstigen Aussagen über den Begriff sind sehr dürftig.

Gruppe IV: Ein Knabe: „Pferd und Männer und Kanonen und Schießgewehr und Soldaten, die sich schleichen auf der Erde." Der Knabe ist einer der Begabtesten in der Klasse. Es zeigt sich im Gespräch, daß er über eine relativ lebhafte Phantasie verfügt, die obige Antwort erzeugte. Seine Aussagen über Zweck und Beschreibung sind ganz zahlreich.

Gruppe V: Vier Kinder, 2 Knaben (Nr. 1, 2) und 2 Mädchen (Nr. 3, 4). Nr. 1: „Soldat ist ein Polizist." Er verwechselt den Soldaten mit einem Polizisten und verbindet nur wenige Vorstellungen mit diesem Begriff. Hier ist ein Versagen festzustellen.

Nr. 2: „Ein Aufseher." Dieser Knabe hat ein ganz gutes Wissen um das Wesen des Soldaten. Er gehört zu den Begabtesten der Klasse.

Nr. 3: „Soldat, der immer an der Tür aufpaßt." Hat ursprünglich die Individualitätsvorstellung eines Soldaten einer ihr bekannten Geschichte, die sie reproduziert. Sie weiß dann vieles über andere Soldaten und deren Tun vorzubringen. Sie ist die Zweitbeste der Klasse.

Nr. 4: „Sind frech, auch Hakenkreuzer." Hat von dem Begriff nur eine unklare Vorstellung. Sie gehört zu den Schwachbegabten.

Stillschweigen bewahrten zunächst 5 Kinder, 4 Mädchen (Nr. 1—4) und 1 Knabe (Nr. 5).

Nr. 1: Dieses Mädchen verneint mit großer Bestimmtheit, daß ihr ein Soldat bekannt sei. Der Wunsch, eine Geschichte zu erzählen, veranlaßt es zur Aufstellung einer solchen Behauptung. Nachdem ihm der Wunsch erfüllt wird, bringt es ganz treffende Sachverhalte. Auf die Frage: „Was ist der Soldat denn eigentlich?" erfolgt die Antwort: „Ein großer Mann."

Nr. 2: Versichert verschiedentlich, daß ihr ein Soldat unbekannt sei. Erst auf die Frage nach dem Aussehen eines Soldaten erfolgt eine positive Antwort, eine gute Beschreibung. Die Tätigkeit des Soldaten ist ihr auch bekannt.

Nr. 3: Reagiert erst auf die Frage nach dem Tun des Soldaten; die Beschreibung und Zweckangabe ist gut.

Nr. 4: Eine Begriffserklärung bringt dieses Mädchen nicht zustande. Sie ist die Zweitschlechteste der Klasse.

Nr. 5: Kennt wohl das Wort, verbindet aber nur ungenügende Vorstellungen mit diesem Begriff.

Bei der Beurteilung der ersten Aussagen der Kinder würden sich nach Bobertag zehn Fehlleistungen herausstellen. Berücksichtigt man aber die Aussagen dieser Kinder, die sich aus den gesamtheitlichen Gesprächen ergeben, so sind nur vier Versager festzustellen. Beispiele solcher Gespräche sind die Nummern: 1, 3, 5, 7 (siehe unten S. 14 ff.).

Puppe.

Gruppe I: Zu dieser Gruppe gehören 3 Kinder, 2 Knaben und 1 Mädchen. — Antworten: „Tuen die Kinder mit spielen." 2 Kinder: „Spielpuppe".

Gruppe II: Ein Knabe. Antwort: „Aus Porzellan, und die Puppe, die kann auch die Augen zumachen."

Gruppe III a: Ein Mädchen: „Das ist kein Kind."
Gruppe III b: 5 Kinder, 3 Knaben und 2 Mädchen. — Antworten: „Ein kleines
Kind aus Horn oder aus Gips." „Spielsachen." „Spielsachen." „Ein
Mädchen und ein Junge aus Porzellan." „Spielzeug."
Gruppe IV: 4 Kinder, 1 Knabe (Nr. 1) und 3 Mädchen (Nr. 2, 3, 4).
Nr. 1: „Die immer sonst Mama schreit, so'ne Porzellanpuppe, die
die Augen zumachen kann und die aus Stroh die Puppen, wo man drauf
drücken kann, die piepsen dann." Der Knabe wurde auch beim Begriff
Soldat dieser Gruppe eingereiht. Er besitzt eine gut entwickelte Phan-
tasie und verknüpft mit dem Begriff eine ganze Reihe von Vorstellungen.
Nr. 2: „Ich hab' in der Puppenstube solch kleine Bettstellen und
eine große Bettstelle, da liegen Hänsel und Gretel drin." Sie hat eine
gute Vorstellung von der Puppe und bringt auch im Verlauf des Gesprächs den richtigen Oberbegriff.
Nr. 3: „Puppe und Puppenwagen, Puppe muß drin, Puppe muß
auch schlafen." Die Beschreibung ist besonders ausführlich.
Nr. 4: „Ich hab' auch eine gekriegt und ein Stühlchen und einen
Wagen hab' ich auch von meiner Tante geschenkt gekriegt; die Puppe
ist kaput, tut meine Mutter eine neue kaufen." Liefert auch eine gute
Beschreibung und gibt den Oberbegriff an.
Gruppe V: 3 Kinder, 1 Knabe (Nr. 1) und 2 Mädchen (Nr. 2, 3).
Nr. 1: „Wir haben zwei, zwei große." Auf die weitere Frage:
„Was ist denn eigentlich eine Puppe?" erfolgt die Antwort: „Für zum
Spielen." Die Beschreibung ist zwar nicht ausführlich, der Begriff ist
aber dem Knaben bekannt.
Nr. 2: „Die heißt Elli." Das Kind bildet den Begriff, indem es
sich auf die Individualvorstellung seiner Puppe stützt. Die Beschreibung
ist gut.
Nr. 3: „Eine große." Das Kind kennt wohl eine Puppe; die Aus-
sagen sind aber ungenügend.
Stillschweigen bewahrten 2 Knaben, die über den Begriff „Soldat" gut in-
formiert waren.
Nr. 1: Zweckangabe und Beschreibung erfolgen im weiteren Verlauf des Gespräches richtig.
Nr. 2: Auch dieser Knabe vermochte, nachdem er zuerst leugnete,
eine Puppe zu kennen, sogar eine ausführliche Beschreibung derselben
zu bringen.

Unter den zuerst gefundenen 9 Fehlreaktionen können im
weiteren Verlauf des Gespräches nur 2 als Versager betrachtet
werden.

Im großen und ganzen ist bei den Mädchen der Begriff „Soldat"
allgemeiner als bei den Knaben, die oft von Individualvorstellungen
ausgehen. Bei den Knaben steht dieser Begriff außerdem in einem
vielfältigen Zusammenhang mit anderen Vorstellungsgruppen; eine
größere Anzahl von Vorstellungen hat sich mit der Vorstellung
„Soldat" zu einem Komplex verdichtet. Bei den Mädchen ist
seine Stellung eine isoliertere. Das Umgekehrte gilt für den Begriff „Puppe".

An den Gesprächen über Pferd und Rose beteiligen sich
18 Kinder (9 Knaben und 9 Mädchen) der zweituntersten Klasse

einer vierklassigen Hilfsschule. Für diese Kinder, die im Durchschnittsalter von zehn Jahren stehen, verlangt B o b e r t a g die Angabe eines Oberbegriffs; Zweckangaben (Gruppe I) und Beschreibungen (Gruppe II) würden als Fehlleistungen anzusehen sein.

Pferd.

Gruppe I: Drei Kinder, 2 Knaben (Nr. 1, 2) und 1 Mädchen (Nr. 3).

Nr. 1: „Das ist für zu ziehen einen Wagen." Diese Antwort bildet eigentlich eine Definition, wenigstens die Angabe der spezifischen Differenz des Begriffes. Auf die Frage: „Was sind denn Pferde, Hunde, Löwen und Elefanten?" antwortet der Knabe sofort: „Tiere."

Nr. 2: „Das zieht den Wagen." Auch dieses Kind, das eine gute Beschreibung und Zweckangabe bringt, reagiert auf die Frage: „Was sind Pferde, Katzen?" mit der Angabe eines Oberbegriffs.

Nr. 3: „Tut immer arbeiten, Wagen wegfahren." Generalisieren bringt dieses Mädchen auch gut fertig.

Gruppe II: 4 Kinder, zwei Knaben (Nr. 1, 2,) und 2 Mädchen (3, 4).

Nr. 1: „Ist ganz groß, ein Pferd; ein Gaul ist ein Pferd oder ein Ponny." Das Kind nimmt eine Analyse vor, betrachtet den Begriff „Pferd" als Oberbegriff und zerlegt ihn in verschiedene Unterarten. Generalisieren findet dann später auch statt.

Nr. 2: „Das hat einen Kopf und 4 Beine und einen Schwanz." Zweckangabe und weitere Beschreibung sind sehr gut, ebenfalls die Generalisation.

Nr. 3: „Das Pferd hat Haare, keine dichten, dicke Haare." Dasselbe Ergebnis wie vorher.

Nr. 4: „Das Pferd, das tut schnell laufen. Tuen sie manchmal abrutschen und dann fallen sie so leicht. Wenn es aufgestanden ist, dann fällt es schon wieder hin und dann hat es ein bißchen gebrochen. Bei uns war eins, das konnte schlecht laufen, und dann ist es in den Wagen gelegt und in das Schlachthaus gebracht worden; da ist so'n Ding und da wird das Pferd hineingehängt und dann wird es geschlachtet." Dieses Mädchen verbindet einen großen Vorstellungskreis mit dem Begriff „Pferd". Die Frage: „Was sind denn Pferde, Hunde und Katzen?" wird mit „Tiere" beantwortet.

Gruppe III a: 8 Kinder, 4 Knaben und 4 Mädchen. Alle antworten: „Ein Pferd ist ein Tier."

Gruppe III b: Ein Knabe: „Ein Tier zum Ziehen."

Gruppe IV und V fehlen.

Mit Schweigen reagieren 2 Mädchen, von denen eins im weiteren Verlauf des Gespräches den Oberbegriff nicht findet, während das andere gut generalisiert.

Von den neun zuerst mit Fehlleistungen reagierenden Kindern erwies sich im weiteren Verlauf des Gespräches nur eins unfähig, den Oberbegriff zu bilden.

Rose.

Gruppe I: 2 Kinder, 1 Knabe (Nr. 1) und ein Mädchen (Nr. 2).

Nr. 1: „Zum Frühling machen, wenn der Frühling wiederkommt, daß das schön aussieht." Die Beschreibung der Rose ist ganz ausführ-

lich. Auf die Frage: Was sind denn Rosen, Veilchen und Maiglöckchen?"
erwidert das Kind: „Blumen."

Nr. 2: „Eine Rose... da gehen die Bienen drauf, die tuen den
Saft herausholen von den Blumen." Die folgende Frage: „Was ist also
die Rose?" erhält als Antwort: „Eine Blume."

Gruppe II: 3 Kinder, ein Knabe (Nr. 1) und 2 Mädchen (Nr. 2, 3).

Nr. 1: „Die hat Blüten." Ein Generalisieren kommt hier leicht
zustande.

Nr. 2: „Die haben allerhand Farben, die Rosen. Die Rosen die
gehen auf, die gehen auseinander, dann werden sie ein bißchen dick;
und im Winter, dann schlafen sie unter der Erde und wenn die Schneeglöckchen läuten, das können wir ja nicht hören, wecken alle Blumen
auf. Und im Sommer sind ja alle Blumen aufgeweckt, dann dürfen wir
keine abreißen, dann sind sie tot. Die Rosen, gehen auch schnell die
Blätter heraus, die haben weiche Knochen." Das Kind hat eine lebhafte Phantasie, die es zu einer solchen Reaktion treibt. Ein Generalisieren bringt es dann gut zustande.

Nr. 3: „Die hat Blüten." Auch dieses Kind findet den Oberbegriff.

Gruppe III a: 12 Kinder, 7 Knaben und 5 Mädchen. Alle antworten: „Die
Rose ist eine Blume."

Stillschweigen bewahrt ein Mädchen, dessen Vorstellungskreis sehr eng ist.
Es vermag nicht zu generalisieren.

Nur e i n regelrechter Versager wurde bei 6 sich zuerst herausstellenden Fehlreaktionen festgestellt.

Ein Unterschied in der Reaktionsweise ist zwischen Knaben
und Mädchen nicht zu bemerken. Die Gespräche über die Rose
regen einige Mädchen zu mehr oder weniger poetischen Er-
güssen an.

Zange.

Zur Definition dieses Begriffes wurden sechs Kinder (4 Knaben
und 2 Mädchen) der zweitobersten Hilfsschulklasse (Durchschnittsalter
11—12 Jahre) aufgefordert. Mit Ausnahme eines Mädchens, das
auf zweimaliges Befragen nichts zu antworten weiß, reagieren alle
mit einer Zweckangabe. („Da zieht man mit die Nägel heraus."
„Kneift man die Nägel mit aus." „Eine Kneifzange, kann man
mit arbeiten." „Ist eine Kneifzange.") Nachdem eine Beschreibung
stattgefunden hat, bringen die Kinder auf die Frage: „Was sind
nun Hämmer, Sägen und Zangen?" die Antwort: „Werkzeuge."
Nur ein Mädchen vermag nicht zu generalisieren; es kennt den
Namen „Werkzeug" überhaupt nicht.

Auch die besten Schüler einer Normalschulklasse im Alter von
11—12 Jahren reagierten mit Zweckangabe oder Beschreibung auf
die Frage: „Was ist eine Zange?" Es scheint bei diesem Begriff am
wenigsten angängig, schon neunjährigen Kindern ein Nicht-
beantworten durch Oberbegriff als Fehlleistung anzurechnen.

Versuche über Bildung abstrakter Begriffe.

Diese Versuche wurden mit sechs Kindern (4 Knaben und 2 Mädchen) der zweitobersten Klasse einer vierklassigen Hilfsschule ausgeführt. Fragen in der Art wie B o b e r t a g sie vorschlägt: „Du weißt doch was Mitleid ist?" leiteten die Gsepräche ein. Die einzelnen nach der ersten Frage erhaltenen Antworten wurden in folgende durch R ö s g e n [1] bei seinen Hilfsschulkindern unter dem Gesichtspunkt des logischen Wertes der Antworten herausgestellte Gruppierung gebracht:

Gruppe I: „Diese greift aus dem erlebten Sachverhalt wesentliche Merkmale heraus und macht sich gleichzeitig vom einzelnen konkreten Fall los."

Gruppe II: „Erfaßt auch wesentliche Charakteristika, sieht sie aber nur im konkreten Fall und kommt nicht von seinen Zufälligkeiten los."

Gruppe III: „Greift aus dem Sachverhalt unwesentliche Merkmale auf, hält sich an Äußerliches oder hat sonst schiefe Auffassungen."

Gruppe IV: „Kann nichts angeben oder faßt statt des Begriffswortes ein klangähnliches Wort auf und gibt dessen Bedeutung als Lösung."

Die Angaben der Gruppen III und IV zählen nach B o b e r t a g als Fehlleistungen. Wir ließen die Begriffe: Neid, Mitleid und Gerechtigkeit definieren.

Neid.

Gruppe I: 4 Knaben. — Antworten: „Wenn er nichts mitkriegt, dann hat er Neid." „Wenn einer was hat und der Andere nicht." „Ist einer so muksig und dann sprechen sie gegenseitig nicht mehr mit sich; ist sicher einer, der ist so neidisch, daß einer mehr gekriegt hatte und einer hat zu wenig; fängt immer einer wieder an." „Ist, wenn jemand mehr hat."

Gruppe II: Ein Mädchen: „Wenn einer was Schönes hat und der Andere nicht, dann hat er Neid."

Gruppe II: Ein Mädchen: „Wenn sie sagen, ich krieg' aber Bonbons, dann sagen die, du hast nur Neid." Das mit diesem Kinde weiter geführte Gespräch zeigt, daß es den Begriff „Neid" kennt. Sein ungenügendes sprachliches Ausdrucksvermögen hindert es hier an richtiger Formulierung.

Gruppe IV: fehlt.

Mitleid.

Gruppe I fehlt.

Gruppe II: 2 Kinder, 1 Knabe und 1 Mädchen. — Antworten: „Wenn jemand was am bluten hat, ist einer mitleidig, oder wenn er was kaput hat und einer hat dem ein Loch in den Kopf geworfen, dann hat der Andere nachher Mitleid." „Wenn einer mal unters Auto gekommen ist und ist am bluten."

Gruppe III: 2 Knaben (Nr. 1, 2).

Nr. 1: „Wenn einer gestorben ist, dann hat er Mitleid." Das „er" bezieht sich hier nicht auf den Verstorbenen, sondern auf einen der

---

[1] P. R ö s g e n, Abstrakte Begriffe im Gedankenkreise der Hilfsschüler. Wege zur Heilpädagogik, Beihefte zur Hilfsschule, Heft 3, Halle a. d. S., 1927.

Leidtragenden. Der Knabe kennt den Begriff „Mitleid" nicht; er identifiziert ihn mit „Leidtragen", „Traurigsein."

Nr. 2: „Wenn einer gestorben ist, dann hat er Mitleid." Dasselbe Ergebnis wie vorher.

Gruppe IV: Zwei Kinder, 1 Mädchen (Nr. 1) und 1 Knabe (Nr. 2).

Nr. 1: „Wenn sie sich zanken, dann?" Dieses Kind weiß mit dem Wort nichts anzufangen.

Nr. 2: „Wenn einer mehr hat?" Diesem Knaben ist der Begriff ebenfalls nicht bekannt.

Gerechtigkeit.

Gruppe I fehlt.

Gruppe II: Ein Mädchen: „Wenn man anderen Schokolade gibt und richtig teilt; und wenn einer ein Kleid kriegt und der Andere hat nicht so'n schönes Kleid, das ist Ungerechtigkeit. Wenn die Stiefmutter das Kind vorzieht und das andere Kind nicht, das muß alle Arbeit tun, das ist Ungerechtigkeit."

Gruppe III fehlt.

Gruppe IV: Vier Kinder: „Wenn man ungezogen ist." „Wenn man alles richtig gesagt hat, das mit aufsagen." Diese Kinder legen auch im weiteren Verlauf des Gespräches dem Begriff nicht den richtigen Sinn bei.

Von den neun nach **Bobertag** sich herausstellenden Fehlantworten sind acht als Versager anzusehen.

Versuche über das Vergleichen von Begriffen.

Bobertag schlägt für diesen Versuch (a. a. O, S. 91 ff.) folgendes Verfahren vor: Man fragt das Kind zunächst: „Du kennst doch einen Schmetterling? — Und eine Fliege kennst du doch auch? — Nun sag' mir mal: ist das dasselbe, Schmetterling und Fliege? — Antworten die Kinder hierauf, wie sie sollen, ‚Nein‘, so fragt man weiter: Warum nicht, warum ist das nicht dasselbe?" — **Bobertag** unterscheidet nach der Reaktionsweise auf obige Fragen fünf Gruppen und zwar folgende:

Gruppe I: Das Kind schweigt oder bringt überhaupt nichts Verständliches heraus.

Gruppe II: Es besinnt sich sozusagen „eines Schlechteren" und behauptet, Schmetterling und Fliege seien **doch** dasselbe.

Gruppe III: Es begnügt sich damit, nochmals in irgendeiner Wendung den Unterschied zu konstatieren: „Weil die Fliege anders ist," „Weil sie beide anders aussehen" u. dgl.

Gruppe IV: 4 Kinder: „Wenn man ungezogen ist." „Wenn man alles aber nicht zur Unterscheidung taugt, so daß diese nicht zustande kommen kann: „Der Schmetterling hat zwei Flügel und die Fliege auch."

Gruppe V: Es findet Eigenschaften, die zur Unterscheidung taugen.

Nur Antworten der letzten Gruppe gelten nach Bobertag als Lösung der Aufgabe.

Der Versuch wurde nach obigen Bedingungen mit 18 Kindern (9 Knaben und 9 Mädchen) der zweituntersten Klasse einer vierklassigen Hilfsschule ausgeführt, und zwar für die Vergleichspaare: Holz ... Glas, Schmetterling ... Fliege.

Holz ... Glas.

Gruppe I und II fehlen.

Gruppe III: 3 Kinder, 1 Knabe (Nr. 1) und 2 Mädchen (Nr. 2, 3).

Nr. 1: „Glas ist anders." Aus den weiteren Antworten ergibt sich, daß es dem Kinde nicht möglich ist, einen Vergleich auszuführen. Diese Aufgabe stellt zu hohe Anforderungen an seine Abstraktionsfähigkeit; Unterschiede von Schmetterling und Fliege findet es dagegen leicht.

Nr. 2: „Das Holz sieht anders aus; das Glas ist auch anders." Auch hier fehlt das Inbeziehungsetzen von Holz und Glas, während Unterschiede von Schmetterling und Fliege gut herausgestellt werden.

Nr. 3: „Glas und Holz ist aber was anderes." Nach der folgenden Frage: „Inwiefern ist es was anderes?" erfolgt die Antwort: „Holz ist zum Brennen und Glas ist für heraus zu trinken," die zeigt, daß das Kind doch einen Vergleich zustande bringt.

Gruppe IV: 5 Kinder, 3 Knaben (Nr. 1—3) und 2 Mädchen (4, 5).

Nr. 1: „Kann man kaput machen." Nachdem es sich herausgestellt hat, daß der Knabe Glas und Holz mit dem vom vorangegangenen Gespräch noch perseverierenden Begriff „Schmetterling" vergleicht, erfolgt auf weiteres Befragen Herausstellung von Unterschieden: „Jetzt sollst du mir sagen, weshalb das Glas anders ist als das Holz?" Antwort: „Das Glas ist viel blanker und das Holz ist schmutzig." Frage: „Und was ist noch anders?" Antwort: „Kann man sich daran schneiden und Holz kann man brennen."

Nr. 2: Das Glas ist grün oder weiß." Weitere Frage: „Was ist noch anders?" Antwort: „Das Holz kann man brennen, das Glas kann man nicht brennen."

Nr. 3: „Das Glas, das geht kaput, wenn Stein daran kommt." Frage: „Was ist denn noch anders beim Glas als beim Holz?" Antwort: „Das Holz ist dicker als das Glas." Eine Vergleichsbildung findet statt, wenn das Kind auch infolge seines konkreten Denkens mit Individualbegriffen operiert.

Nr. 4: „Das Glas ist weiß." Hier fehlt auch weiterhin das Inbeziehungsetzen beider Begriffe.

Nr. 5: „Holz, das kann man brennen, das kann man auch durchhacken." Die auf die Frage: „Weshalb ist es noch nicht dasselbe?" folgende Antwort lautet: „Weil das Glas nicht stark ist, das Holz ist stark." Sie zeigt, daß das Kind hier einen Vergleich vornimmt.

Gruppe V: 10 Kinder, 5 Knaben und 5 Mädchen, stellen sofort Unterschiede heraus.

Von acht nach Bobertag als Fehlleistungen zu betrachtenden Antworten bewiesen nur drei das Unvermögen des Kindes, die gegebenen Begriffe zu vergleichen.

Schmetterling ... Fliege.

Gruppe I u. II fehlen auch hier.

Gruppe III: 4 Kinder, 1 Knabe (Nr. 1) und 3 Mädchen (Nr. 2, 3, 4).

Nr. 1: „Der Schmetterling, der sieht anders aus." Ein Inbeziehung-setzen der beiden Begriffe findet auch später bei diesem Kinde erst statt, nachdem es Unterschiede an einem ihm gegebenen konkreten Beispiel feststellen kann. Hier liegt ein wirklicher Versager vor.

Nr. 2: „Die sind nicht egal." Auch hier erfolgt kein Vergleich.

Nr. 3: „Der Schmetterling sieht anders aus." Im weiteren Verlauf des Gesprächs zeigt es sich, daß das Kind doch beide Begriffe miteinander vergleicht: „Der Schmetterling hat breitere Flügel, die kann man besser sehen. Die Fliege hat so schmale Flügel."

Nr. 4: „Das ist ein anderes Tier, ein Schmetterling." Frage: „Was ist denn anders an ihm?" Antwort: „Die Flügel und die Beine." Ein Beweis, daß das Kind beide Begriffe vergleicht.

Gruppe IV: 4 Kinder, 1 Knabe (Nr. 1) und 3 Mädchen (Nr. 2—4).

Nr. 1: „Der Schmetterling ist weiß." Ein Vergleich findet auch hier statt. Auf die Frage: „Was ist noch anders beim Schmetterling als bei der Fliege?" antwortet der Knabe: „Die Flügel sind anders."

Nr. 2: „Die haben nur so weißes an sich und die kleinen haben braunes an sich." Später: „Nur die Fliegen sind rund, die Schmetterlinge nicht, nicht so rund, die Flügel sind viereckig und die haben vier Beine." Auch hier vergleicht das Kind beide Begriffe.

Nr. 3: „Die Fliege ist schwarz." Beide Begriffe werden auch späterhin nicht miteinander verglichen.

Nr. 4: „Die Fliege fliegt in der Küche, und im Sommer tuen die Fliegen die Pferde auch manchmal quälen und die Bienen haben im Stachel was Gift." Unterschiede werden nicht festgestellt; assoziative Verknüpfungen lassen das Denken abschweifen.

Gruppe V: 10 Kinder, 7 Knaben und 3 Mädchen bringen gute Unterscheidungen.

Von den sechzehn Fällen, die man nach B o b e r t a g als Fehlleistungen bezeichnen würde, erweisen sich bei näherem Eingehen nur sieben als solche.

Die Mädchen schneiden bei diesen Versuchen etwas schlechter ab als die Knaben; unter den Knaben sind zwei, unter den Mädchen aber fünf mit Fehlleistungen.

Z u s a m m e n f a s s u n g : Im allgemeinen zeigt es sich, daß die Intelligenzprüfung nach B i n e t - S i m o n für Begriffsbestimmungen und Vergleiche psychologisch nicht sehr durchsichtige Resultate liefert. Fehlleistungen des Kindes, die sich nach dieser Methode herausstellen, lassen meist nicht auf eine wirklich vorhandene Unfähigkeit, Begriffe zu bilden oder Beziehungen zwischen Begriffen herzustellen, schließen. Ein freies Gespräch mit einem Kinde kann unter Umständen zeigen, daß das Kind recht gut mit den betreffenden Begriffen umzugehen und Beziehungen zwischen ihnen herzustellen vermag. Es mag sein, daß, rein empirisch betrachtet, die Prüfungen zu einer Differenzierung der Intelligenzen führen und daß das Verfahren praktisch benutzbar ist, aber Aufschluß über das, woran man z. B. beim Unterricht anknüpfen kann, über die Gedankenwelt, gibt es nicht. In dieser Hinsicht führen die Explorationsgespräche erheblich weiter.

Auch B o b e r t a g selbst sieht die von ihm modifizierten Versuchsverfahren nach B i n e t - S i m o n nicht als ideal an. Er schlägt folgendes vor:[1] „Man kann sich diese zehn Begriffe nacheinander durch Zweckangabe, durch Oberbegriff und durch Beschreibungen erklären lassen. Dies geschieht am passendsten, wenn man die betreffenden Erklärungskategorien sogleich provoziert, also anfängt mit der Frage: Was ist eine Gabel? Eine Gabel ist zum ...? eventuell einmal vorgesagt „zum Essen", damit gar keine Unklarheit über das Verlangte übrig bleibt. Ist die Reihe mit Zweckangaben absolviert, so provoziert man die Angabe von Oberbegriffen, indem man zuerst fragt: Eine Rose und ein Veilchen, das sind zwei ...? — Will man schließlich noch beschreibende Angaben (Aufzählung der Teile, nicht bloß Adjektiva) haben, so kann man sie durch die Frage: Wie sieht ein — aus? provozieren. — Auch diese Versuchsanordnung, bei der man viele interessante Beobachtungen machen kann, ist noch nicht vollkommen; aber sie ist besser als die vorige." — Diese von B o b e r t a g vorgeschlagenen Fragen würden aber mit den Antworten der Kinder noch kein Gespräch ergeben. Es ist zu empfehlen, im Gespräch einen bestimmten Begriff in den Mittelpunkt zu stellen und ihn von vielen Seiten zu umkreisen, dabei aber dem Aussagebedürfnis der Kinder möglichst freien Spielraum zu gewähren. Die folgenden Gespräche, die einen Versuch nach dieser Richtung darstellen und deren Form oft verbesserungsbedürftig erscheinen mag (manche Fragen sind z. B. zu sehr an das gesteckte Ziel gebunden und berücksichtigen nicht genug den Denkprozeß des Kindes) sollen Anregung zum weiteren Ausbau der Intelligenzprüfungen nach dieser Seite hin bringen. Schon jetzt dürfen solche freien Unterhaltungen, die sich um ein bestimmtes Thema bewegen, empfohlen werden für Zweifelsfälle, d. h. für diejenigen Fälle, in denen eine Intelligenzprüfung alten Stils kein ganz durchsichtiges Resultat ergeben hat. So ergab z. B. die Prüfung nach unserer Explorationsmethode, die wir an einer Hilfsschülerin vornahmen, die nach Annahme der Lehrerin eigentlich in eine Normalschule gehörte, solch ein klares Bild der Intelligenz des Kindes, daß kein Zweifel bestehen konnte, daß das Kind tatsächlich nicht in die Hilfsschule gehörte. Wir wollen aber hier weniger dem praktisch bedeutsamen Problem der Intelligenzprüfung als einem theoretischen Ziel nachgehen. Wir wollen die Explorationsgespräche benutzen, um Aufschluß über

---

[1] B o b e r t a g , a. a. O., S. 56 ff.

einige Seiten des Denkens beim schwachsinnigen Kind im Vergleich zum Denken des normalen zu erhalten.

2. Kapitel.

Analyse der Gespräche.

In diesem Kapitel werden folgende Ziffern und Buchstaben verwandt: X. als Bezeichnung der Versuchsleiterin. E., L. usw. sind die Anfangsbuchstaben der Namen der an dem Gespräch teilnehmenden Kinder. (a), (b) usw. sind die Buchstaben, durch die auf ein vorangehendes Gesprächsfragment in der Diskussion Bezug genommen wird. 8 ; 11, 10 ; 0 usw. sind Bezeichnungen für das Lebensalter der Kinder, wie sie zuerst von Stern verwandt wurden; z. B.: 8 ; 11 bedeutet 8 Jahre und 11 Monate. Vp. ist die Abkürzung für Versuchsperson. Die gesamten Gespräche sind mit arabischen Ziffern (1—40) durchnumeriert) für die Gespräche der einzelnen Kinder wurden lateinische Ziffern verwandt.

Am Kopfe der Gespräche bringen wir einen kurzen Hinweis, aus dem hervorgeht, welche Rangstufe das Kind nach Angabe des Lehrers in der Klasse einnimmt.

§ 1. Gespräche mit ca. 7—9jährigen Kindern über konkrete Begriffe.

Wir führen zuerst Gespräche der Hilfsschüler an.

Else N., 8 ; 7 (unterste Klasse der Hilfsschule).

Else gehört zu den schlechtesten Schülern der Klasse.

(1)   I. Gespräch.

X: Else du kennst doch eine Puppe? E: (nickt). X: Was ist das denn, eine Puppe? E: Eine große (a). X: Was hat die Puppe denn alles an? E: Kleid an, Hosenstoff (b) (sehr energisch): Noch ein Bonbon (c). X: Hier hast du noch ein Bonbon. Jetzt mußt du mir aber auch erzählen, was die Puppe noch an hat. E: (hört draußen eine Stimme): Der Rektor V. Der Junge ist frech (d). X: Nun sag' mir doch etwas von der Puppe. Was hat sie denn noch an? E: Hast du ein Bilderbuch (e)? X: Nein, ich habe keines mitgebracht. E: Darf ich da eines nehmen? (zeigt auf Zeitschriften, die auf einem Schreibtisch liegen). X: Nein, das gehört mir nicht. E: Kriegst du denn Wichse (f)? X: Man darf nichts wegnehmen, was einem nicht gehört. — Was tut man denn mit der Puppe? E: Mit spielen (g). X: Wie heißen denn alle die Sachen, mit denen man spielt? E: Pferd (h). — Hab' ich weggeschenkt bei Frau G. (i). — Ilse geht immer draußen (j). Wir haben Musik (k). Hast du mal früher Wichse bekommen (l)? X: Weshalb soll ich denn Wichse bekommen haben? E: Hast du die Bücher weggenommen (m)? (zeigt auf die Zeitschriften). X: Ich habe keine von diesen Büchern weggenommen; ich sehe sie ja heute zum ersten Male. E: Wo ist der Karl denn (n)? X: Jetzt mußt du mir aber noch ein bißchen von der Puppe erzählen. E: Mehr macht die Puppe nicht (o). Jetzt kannst du mal was vom Schaukelpferd erzählen (p). X: Was sind nun Puppe und Schaukelpferd und Puppenstube und Baukasten alles für Sachen? E: Stuhl ist nicht richtig gestellt (steht auf). So, schön gerade, da! (setzt sich wieder). Kann man auf den Arm... (q). X: Was kann man auf den Arm nehmen? E: Da kam mal die Mutter weg; war das Mädchen im Feuer; das ist ein armes Mädchen (r). Tut das Wasser das (s)? (Man hört ein Geräusch in der Heizung). Hört das gleich wieder auf (t)? (ängstlich). X: Ja, das hört gleich wieder auf. Nun hör mal schön zu. Wie nennt man denn alle die Sachen, mit denen man spielt? E: Puppe, die kann man immer auf den Arm nehmen (u). Ich will noch ein Bonbon (v)! X: Puppen und Schaukelpferde und Puppenwagen, was sind das alles für Sachen? E: Ein Schaukelpferd. Ich bin bang für das Wasser; laß das Wasser aufhören (w). (Die Heizung wird abgesperrt.)

Diskussion.

D. und R. Katz (a. a. O., S. 274) unterscheiden reaktive geistige Haltungen des Kindes im Gespräch (Reaktionsform des Kindes auf die Einwirkungen des Gesprächspartners) von den aktiven (versuchte Beeinflussung des Gesprächspartners durch das Kind). Bei E. tritt die aktive Haltung sehr stark in den Vordergrund; immer wieder versucht sie, ihre Wünsche zur Verwirklichung zu bringen.

(a) Eine vollwertige Definition mit Oberbegriff und spezifischer Differenz erfolgt bei E. wie bei vielen Hilfsschulkindern ihres Alters nicht spontan; ihre Antwort stellt nur den Versuch einer Beschreibung einer speziellen Puppe, sehr wahrscheinlich ihrer eigenen Puppe, dar. W. Stern[1] hat diese Vorstufe der Begriffsbildung mit dem Namen „Pluralbegriff" bezeichnet: „Das Kind weiß jetzt schon, daß „Pferd" nicht nur ein einmal vorhandenes Individuum ist, sondern ihm in vielen Exemplaren begegnen kann; aber seine Aussagen beziehen sich immer nur auf dieses oder jenes Exemplar, welches sich gerade seiner Wahrnehmung, Erinnerung oder Erwartung darbietet." Bühler[2] schlägt dafür die Bezeichnung „Exemplarbegriff" vor. — (b) Lange hält E. es bei diesem Thema nicht aus; ihre Konzentrationsfähigkeit ist gering. Ein ihr geschenktes Bonbon hat sie schnell zerkaut und fordert energisch ein neues (c). Laute auf dem Flur vor dem Zimmer nehmen ihre Aufmerksamkeit gefangen. Man hört die Stimme eines Lehrers, der ein Kind, das zu spät kommt, zur Rede stellt. E. erkennt diese Stimme und stellt sofort fest, daß der Junge, der dem Lehrer ganz bescheiden antwortet, frech sei (d), wie sie es in dem Falle wohl gewesen wäre. — D. und R. Katz[3] bezeichnen „diejenigen Gespräche, welche vom Kind, durch seine augenblickliche Lage veranlaßt, begonnen werden" als situationsbedingt, „diejenigen, die

---

[1] W. Stern, Psychologie der frühen Kindheit, Leipzig, 5. Aufl., 1928, S. 337.

[2] K. Bühler, Die geistige Entwicklung des Kindes, Jena 1918, S. 321.

[3] D. und R. Katz, a. a. O., S. 23.

in ihrer Entwicklung an die äußere Lage gebunden bleiben oder der sich verändernden Situation selbst folgen" als situationsgebunden. E.s Fragen und Aussprüche sind zum großen Teil situationsbedingt. Äußere Reize lenken das Kind ab und verhindern, daß das Denken des Kindes zu einer Konzentration auf die gestellten Fragen kommt. — (e) Zeitschriften, die auf einem Schreibtisch liegen, lenken E.s Wahrnehmung von der Frage ab; sie fragt nach einem Bilderbuch. Auf X.s Antwort geht E. zuerst gar nicht ein, sondern macht eine Bewegung vom Stuhl weg auf den Schreibtisch zu, um Zeitschriften an sich zu nehmen, dann aber setzt sie sich doch wieder etwas umständlich zurecht und es erfolgt die Frage (f), die X. komisch fand. E. lächelt darauf auch etwas selbstgefällig; sie weiß ganz gut, daß etwas Verbotenes nicht weggenommen werden darf und es scheint sie sehr zu interessieren, ob man als erwachsener Mensch auch Schläge bekommt, wenn man ein Verbot übertritt. (g) Bei der nächsten Frage konzentriert sie sich etwas und gibt eine richtige Antwort; auch die folgende Erwiderung (h) paßt noch einigermaßen in den Rahmen des Gespräches, dann aber gerät das Denken wieder auf Abwege und wir haben das vor uns, was D. und R. K a t z (a. a. O., S. 282) als flaches, assoziatives Denken bezeichnen (i, j, k). — (1) Als Perseveration taucht jetzt die früher an X. gestellte Frage wieder auf. D. und R. K a t z (a. a. O., S. 278) fanden bei ihren Kindern, daß nichts so sehr in der geistigen Haltung des Kindes perseveriere, wie die Fragehaltung. — Die Notwendigkeit der Modifikation der A c h schen Theorie der Perseverationstendenzen, auf die D. und R. K a t z (a. a. O., S. 53) hinweisen, scheint sich auch hier zu bestätigen. Sie wenden gegen die A c h sche Annahme, daß sich das Auftreten von perseverierenden Vorstellungen im Gegensatz zur determinierenden Tendenz nicht-intentional vollziehe, ein: „Mag sein, daß der neue Gedanke, der das Kind ein Gespräch beginnen oder einem begonnenen eine neue Wendung geben läßt, nicht-intentional aufkeimt, aber sobald er geäußert wird und seine sprachliche Form empfängt, ist er bereits vom Kind übernommen. Es gibt hier keine scharfen Grenzen. Es sind fast ausnahmslos interessante oder — sagen wir weniger gewichtig — amüsante Gedanken und Stoffe, die beim Kind frei steigen, ihrer bemächtigt sich sofort der Wille des Kindes, um sie dem Erwachsenen zu unterbreiten. Wir treffen in unseren Gesprächen auch auf perseverativ bedingte Wendungen, die vom Kind mehr ausgeplaudert werden, als daß sie von ihm gewollt sind, sie sind aber in der Minderzahl." E. weiß hier auch ganz gut, was sie fragt; ihr etwas pfiffiger Gesichtsausdruck zeigt es. Gespannt wartet sie auf Antwort. Sie scheint anzunehmen, daß X. durch früher gemachte Erfahrungen, daß Wegnahme von Verbotenem bestraft wird, zu ihrer jetzigen Einsicht gelangt sei (m). Nur Furcht vor Strafe beschützt sie vor asozialem Handeln. — (n) Diese Frage scheint zu den „freisteigenden" zu gehören; eine assoziative Verknüpfung ist nicht festzustellen. Karl ist ein Mitschüler E.s und hatte sich vorher nicht in ihrer Nähe befunden, noch war von ihm sonst die Rede gewesen. — (o, p) Diese Aussprüche zeigen wieder klar die durchweg aktive Haltung des Kindes: es macht kräftig Opposition gegen das von ihm Verlangte und dreht energisch den Spieß um. Die Aktivität dieses Kindes und seine Neigung, die Führung im Gespräch zu übernehmen ist auffallend. Das dürfte wohl bei schwachsinnigen Kindern nicht die Regel sein. Wir haben hier ein psychopathisches Kind von aktivem Typus vor uns, wie ihn S t i e r [1] schildert. Die Aktivität wird nicht, wie bei einem normalen Kind dazu verwendet, um ein bestimmtes Ziel zu erreichen, sondern sie betätigt sich ganz sprunghaft. — Die weiteren Fragen werden gar nicht mehr beachtet; der etwas schief stehende Stuhl hat E.s Aufmerksamkeit ganz in Anspruch genommen und sie ruht nicht eher, als bis er, mit großem Gepolter hin und her gerückt, gerade vor dem Tische steht. Etwas ist aber noch von der vorhergehenden Frage im Bewußtsein in Bereitschaft geblieben; der Satz (q) läßt darauf schließen. Das Denken irrt aber wieder ab und andere Vorstellungsgruppen erscheinen (r). Man fragt hier vergebens, durch welche assoziative Verknüpfung diese Reproduktion erfolgt. Hat die Mutter, um das Kind vor dem Spiel mit dem Feuer zu warnen, E. die Geschichte eines Mädchens, das für seinen Ungehorsam bestraft wurde, erzählt und ist die Ursache dieser Reproduktion der noch perseverierende Vorstellungskomplex: Verbot … Strafe? — Als die Heizung anfängt, ein knatterndes Geräusch zu produzieren, wird E.s Gesichtsausdruck etwas ängstlich. (s, t) Diese Fragen heischen nicht mehr energisch Antwort, sondern klingen ganz bescheiden. X.s Entgegnung beruhigt E. aber; sie hört auch jetzt aufmerksam die weitere Frage an. Perseverativ tritt der vorher nur angefangene Satz wieder auf (u). — (v) Diese Forderung zeigt, daß die Ängstlichkeit vollständig verflogen ist. Dann aber, als das Geräusch der Heizung mit größerer Stärke ertönt, kehrt die Furcht zurück. E. ist sich zwar bewußt, daß Erwachsene Macht über dieses sich lärmend gebärdende Wasser zu besitzen, denn sie fordert, das Wasser zur Beruhigung zu bringen (w), das Wesen dieses Heizungswassers ist ihr

---

[1] E. S t i e r , Erkennung und Behandlung der Psychopathie bei Kindern und Jugendlichen. Beiträge zur Kinderforschung und Heilerziehung, Heft 161. Beihefte z. Ztschr. f. Kinderforschung, Langensalza 1920.

aber, weil unerklärbar, etwas unheimlich. Nachdem die Heizung abgesperrt wird, beruhigt sie sich sofort wieder.

(2)   II. Gespräch.

X: So, jetzt erzähle mir mal etwas vom Soldaten; den kennst du doch? E: Ja. X: Was ist das denn, ein Soldat? E: Frech; auch Hakenkreuzer (a). X: Was tut der Soldat denn? E: Frech. Sieh', der Krahnen ist krumm, muß man wieder zurecht machen (b). X: Er ist nicht krumm, das sieht nur von hier so aus. E: Märchenbuch (c). Ich hab zu Weihnachten was gekriegt, schönes Kleid (d), Hilde eine Bäuerin (e). Kannst mal kommen heute Nachmittag bei Mutter, die will gerne Musik (f). X: Was tut der Soldat denn noch? E: Mehr nicht (g). X: Doch, der Soldat tut noch mehr, das weißt du auch ganz gut. E: Was tut er denn, Tante (h)? X: Was hat der Soldat denn alles? E: Ein Schießgewehr (i). X: Was macht er mit dem Schießgewehr? E: Muß einer totschießen, wenn einer in den Krieg, muß einer totgeschossen werden (j). Früher, da hatte die Schwester von Frau G. auch so'ne Brosche (zeigt auf X.s Brosche). Ich kenne die Schwester, ich kenne sie ganz genau (k). X: Was ist denn nun eigentlich der Soldat? E: lieb, brav. X: Auch wenn er die Leute totschießt? E: frech. X: Hör' jetzt mal schön zu. Was bist du denn eigentlich? E: Ich? Else. X: Was bin ich denn? E: Tante. X: Was ist der Soldat denn? E: Soldat. X: Was ist denn dein Vater? E: Der geht immer arbeiten. X: Was ist denn deine Mutter? E: Mutter. X: Sieh' mal, du bist ein kleines Mädchen; aber der Soldat ist doch kein kleines Mädchen; was ist er denn (l)? E: (lacht) ein kleines Mädchen (m). Tante, schenk' mir noch ein Bonbon (n). X: Der Karl, das ist ein kleiner Junge (o). Ist der Soldat nun auch ein Junge (p)? E: Der kann aber schlecht sprechen (q). X: Ist der Soldat auch solch kleiner Junge? E: Ja (r). X: Der Soldat war früher ein kleiner Junge, was ist er jetzt? E: Ein Soldat.

Diskussion.

E. glaubt hier die Haupteigenschaft eines Soldaten mit „frech" richtig gekennzeichnet zu haben; außerdem ist der Soldat aber Hakenkreuzler (a). Eine große Zahl der Hilfsschulkinder gehört dem Proletariat an. Hier entnimmt man oft einen Teil des täglichen Gesprächsstoffes politischen Ereignissen. Es ist auffallend, wie häufig man auch von kleineren Kindern Aussprüche über Rotfront, Reichsbanner oder Angehörige anderer politischer Parteien vernimmt. Die Kinder deuten die Gespräche, die die Eltern miteinander führen, oder die der Vater mit seinen Kollegen führt, auf ihre Weise und bilden sich eine meist sehr naive Anschauung vom Wesen und Zweck der einzelnen Parteien, wissen aber ganz genau, welche Richtung der Vater für die ihm angemessene hält und welche er glaubt, bekämpfen oder ablehnen zu müssen. — Der Hakenkreuzler wird von E. mit einem Soldaten identifiziert und als frech abgelehnt; er ist also bei ihren Eltern nicht beliebt. — E.s Aufmerksamkeit wird durch den in einer Ecke des Zimmers angebrachten Wasserhahn abgelenkt (b). Sie ist sofort bereit, aufzustehen, um ihn gerade zu biegen, läßt sich dann aber durch

X.s Entgegnung von der Unrichtigkeit ihrer Annahme überzeugen und bleibt sitzen. — Die Reproduktion der Vorstellung „Märchenbuch" ist situationsbedingt; die Bücher des Bücherschrankes treten in E.s Blickfeld. Darauf folgt die Assoziation „Weihnachten". Eine Verknüpfung der sich ihr anschließenden Glieder (d, e) der Assoziationskette läßt sich noch feststellen: Hilde, E.s Schwester, hat eine Puppe, die eine Bäuerin darstellt, zu Weihnachten bekommen (e). Der weitere Verlauf des Denkprozesses ist aber nicht mehr ohne weiteres assoziativ erklärbar (f): X. hat nichts von Musik erwähnt und soll auch nicht etwa zur Mutter kommen, um dort zu musizieren. — (g) Lautet sehr abweisend, man kann es übersetzen mit: „Ach, laß' mich doch endlich in Ruhe." — Auf X.s nun mit großer Bestimmtheit vorgebrachte Behauptung erfolgt zuerst die ganz bescheiden lautende Frage (h), bei der X. ein Lächeln unterdrücken muß; dann setzt eine etwas größere Konzentration ein: E. gibt zutreffende Antworten (i, j), die einen stark affektbetonten Charakter aufweisen. Die Zielsetzung, alle Sachverhalte, die sich mit dem Begriff Soldat verbinden, zu reproduzieren, ist aber durch X.s Aufmunterung nicht erreicht worden; das Denken gleitet wieder ab, beeinflußt durch einen visuellen Eindruck (k). — Da E. den Oberbegriff zu Soldat nicht spontan bildet, wird versucht, dem Denken den Weg zu weisen, aber es gelingt nicht; die Konkretheit desselben ist zu groß. — (l) Diese Frage amüsiert E. sehr; strahlend behauptet sie, daß der Soldat ein kleines Mädchen sei (m). — Inzwischen ist ihr eingefallen, daß sie ihr Bonbon schon längst aufgeknabbert hat und noch eine Anzahl davon in der Tüte waren. (n) Die Bitte, die sie hier ausspricht, gleicht einer Forderung. — Von den beiden Sätzen (o, p) wird (p) vollständig ignoriert, trotzdem er langsam und deutlich als Bezugnahme auf die Erklärung (o) ausgesprochen wurde. Karl stottert in der Tat sehr stark; das ist so interessant, daß es unbedingt mitgeteilt werden muß (q).

Luise O. 8 ; 0 (unterste Klasse der Hilfsschule).

Luise gehört zu den Schwachbegabten der Klasse; sie nimmt unter 17 Schülern den 13. Platz ein.

(3)   I. Gespräch.

X: Luise, du kennst doch eine Puppe? L: nickt. X: Was ist das denn, eine Puppe? L: Spielpuppe (a). X: Was hat die Puppe denn alles? L: Kleid Rock. X: Noch mehr? L: Hemdchen. Meine Puppe hat keine Hose mehr, ich krieg' noch eine Hose; ich tue ihr eine stricken (b). X: Kannst du denn schon stricken? L: Noch nicht (c). Heute Mittag ist Kino; so Bilder werden da gemacht (d). X: Was hat die Puppe denn noch an? L: So'n Bändchen. Ich hab' jetzt eine schwarze Puppe (e). Die Else hat auch eine Puppe. X: Puppe und Puppenwagen, das sind (f)? L: Ich hab auch eine Lieselotte, ist anders angezogen (g). Boh, was Bilder da oben! (zeigt auf Bilder an der Wand) (h). Da bin ich gewogen worden, hier (zeigt auf eine Wage) (i).

Unser Fräulein war auch aufgekommen. X: Puppen und Puppenwagen und Schaukelpferde, was sind das für Sachen? L: Schaukelpferd und Masken (j). Sonntag ist Masken (k). X: Gehst du denn dorthin? L: Ja, gucken (l). Ich hab' eine Luftschlange, wird immer so gerollt (m). Tue ich heute Mittag noch mal (n). Fastnachtszug ist das (o). Was ist das denn im Schrank (p)? (zeigt auf einen Schrank). X: Das ist ein Tier aus Holz. Was macht man denn nun mit der Puppe? L: Spielen. X: Wie heißen denn alle die Sachen, mit denen man spielt? L: Teller, Förmchen. X: Was sind denn Puppen und Schaukelpferde und Bauklötzchen und Förmchen für Sachen (q)? L: Bauklötzchen, spielen, zum Bauen (r). Wir haben damals mal einen Kranz gehabt, bei Weihnachten, in der Schule (s). Da ist der Mond da oben (zeigt aus dem Fenster) (t). X: Das ist die Sonne, nicht der Mond. Nun hör' mal schön zu: Ich will für ein kleines Mädchen etwas zum Spielen kaufen. Dann gehe ich in ein Geschäft, um mir die Sachen anzusehen. Wenn ich nun in den Laden hinein komme, so fragt mich das Fräulein, welche Sachen ich mir denn ansehen will. Was sage ich dann zu dem Fräulein? L: Bilderbuch. X: Ich weiß doch noch nicht genau, was ich kaufen will, ich will mir erst alle Sachen ansehen. Wie heißen alle Sachen mit einem Wort? L: Puppe kostet viel (u)? Ball nicht (v). Puppenwagen mußt du ihr auch kaufen und Mamapuppe, die schreit (w). Ich hab damals eine Mamapuppe gehabt, die ist kapulewutsch gegangen; ist Heu drin. Boh, was Nähmaschinen (zeigt auf einige Nähmaschinen); wem gehören die (x)? X: Die gehören der Schule; die älteren Mädchen lernen darauf nähen. Jetzt mußt du aber noch mal schön zuhören. Ich will mir also alle Sachen ansehen, wo man mit spielen kann. Was sind nun alle diese Sachen? L: Spielsachen. X: Und was sind also Puppen? L: Auch Spielsachen (y). Kaufst du noch ein Förmchen (z)? X: Wenn ich noch Geld habe.

Diskussion.

(a) L.s Definition des Wortes „Puppe" schließt eine Zweckangabe ein. Auch hier liegt ein Exemplarbegriff vor. Das Denken reproduziert die Vorstellung der eigenen Puppe, über die L. verschiedene Aussagen macht (b, c). Perseverierend treten dann Vorstellung über Lichtbildervorführungen der Schule auf (d). Es sollten lustige Kinderstreiche und Märchen vorgeführt werden. Alle Kinder freuten sich darauf und tauschten in den Pausen Vermutungen über den darzubietenden Stoff aus. — (e, g). Hier verdrängen neue Individualvorstellungen die zuerst aufgetauchten. — Der Sinn der Frage (f) wird nicht erfaßt, sie verlangt abstraktes Denken, dessen dieses Kind noch nicht fähig ist — (h, i), die Aufmerksamkeit wird hier durch äußere Reize, Bilder an der Wand und eine Wage, auf der die Kinder vom Schularzt gewogen werden, abgelenkt. — Von der Konkretheit des kindlichen Denkens erbringt auch die Antwort (j) einen Beweis. Liegt dabei eine schon früher geknüpfte Assoziation: Schaukelpferd... Masken vor, oder perseveriert die Vorstellung „Maskenfest" (k) mit den sie begleitenden Lustgefühlen? Man könnte sich denken, daß gerade Vorstellungskomplexe bevorstehender Erlebnisse, die stark lustbetont sind, Neigung zur Perseveration zeigen. — Die Aussprüche (l, m, n, o) ergeben, daß L. sich nicht nur passiv, sondern auch aktiv an den Fastnachtsveranstaltungen zu beteiligen gedenkt. Sie übt das Auf- und Einrollen einer Luftschlange und freut sich schon auf den Augenblick, in dem sie diese Papierschlange mit großem Hallo auf Kinder und Erwachsene niedersausen lassen kann. Aber selbst diese Vorstellungsgruppe verschwindet schnell aus dem Bewußtsein. Im Schrank steht ein aus Holz geschnitztes Tier, das L.s umherschweifenden Blick festhält und sie zu einer Frage nötigt (p). — Die Fragen nach dem Oberbegriff werden, da sie abstraktes Denken erfordern, nicht verstanden. Aus (q) wird nur ein Begriff herausgegriffen und dessen Zweck erklärt (r). Eine rein äußere Verknüpfung führt weiter zum Begriff Weihnachten: die Vorstellungen Spielzeug und Weihnachtsfest sind ja eng miteinander assoziiert (s) (t). L. entdeckt jetzt die runde Scheibe der Sonne, die groß und klar am Horizont steht und hält sie für den Mond. — Es soll nun, ausgehend von einem konkreten Beispiel, festgestellt werden, ob das Denken des Kindes zum Generalisieren fähig ist. L. stellt sich sofort den beschriebenen Vorgang konkret vor, erörtert den Kostenpunkt einzelner Spielsachen (u, v), da sie weiß, daß er bei einem Einkauf der Mutter eine große Rolle spielt, und macht auch praktische Vorschläge (w). Dann geraten aber die Nähmaschinen in ihr Blickfeld und mit der Konzentration ist es vorbei (x). Obgleich diese Nähmaschinen in einer Reihe mit der schon früher erwähnten Wage stehen, nimmt L. erst jetzt von ihnen Notiz; nur nacheinander treten die einzelnen Gegenstände in das enge Wahrnehmungsfeld des Kindes — (y). Der Oberbegriff stellt sich hier mehr assoziativ, als durch Nachdenken herbeigeführt, ein. — (z) Diese Frage nötigt zu einem Lächeln, zeigt aber, wie schnell die Phantasie das Kind in einen nur vorgetäuschten Vorgang hineinzuversetzen vermag.

    (4)   II. Gespräch.

X: Luise, du kennst doch einen Soldaten? L: Wo sie marschieren; kann man mit spielen; sind Eisen (a). L: Gibt es denn auch große Soldaten? L: Ja, Opa war früher mal Soldat (b). X: Was tun die Soldaten denn? L: Schießen. Mein Papa war auch Soldat gewesen (c); hat er so'n Loch gekriegt (zeigt an ihren Hals). Montag bleibt Papa hier, er braucht nicht arbeiten (d). Ich mach' noch viele Luftschlangen, ich hab am Sonntag so'n Haufen gekriegt (e). X: Was tuen die Soldaten denn noch? L: Marschieren (f). X: Weshalb schießen die Soldaten denn? L: Wenn Krieg ist (g). X: Wen schießen sie da? L: Die Spatzen (h). Opa war bei der Elektrischen gewesen (i). X: Die Soldaten schießen doch im Kriege keine Spatzen. Wen schießen sie im Krieg? L: Die Leute, wenn sie im Krieg sind (j). Die Sonne scheint noch da (k). Kannst die Sonne mal malen (l). X: Was hat der Soldat denn alles? L: Schießen. X: Ach, ich frage doch, was er alles hat, nicht, was er macht. Was hat er denn? L: Bücher (sieht die Bücher im Bücherschrank) (m). X: Womit schießt der Soldat denn? L: Mit einer

Kugel (n). X: Was hat der Soldat denn alles an? L: Jacken, Hosen, Strümpfe, Schuhe und Mütze (o). X: Hat er manchmal auch etwas anderes auf? L: Eine Kappe. Damals war ich im Krankenhaus gewesen, hab ich Wucherungen gehabt (p). Hörst du den Stuhl? (bewegt den Stuhl hin und her) (q). Hörst du die Jungen (r)? (draußen spielen Knaben). X: Was ist denn nun eigentlich ein Soldat? L: Marschieren. X: Was bist du denn, Luise? L: Luise. X: Was bin ich denn? L: Weiß ich nicht. X: Du bist doch ein kleines Mädchen. Was bin ich denn? L: Hast du auch deine Mutter gehabt (s)? Ich hab' auch eine Mama. X: Was ist denn deine Mama (t)? L: Hat ein Geschäft. X: Was ist denn dein Papa (u)? L: Geht hausieren mit dem Wagen. Dann ist mal ein Schornsteinfeger bei uns gekommen (v). Kennst du den Schornsteinfeger (w)? Sieh' mal, die ist Jesuskind, die kriegt Äpfel (zeigt auf ein Bild) (x). Da ist da unten das schwarze Mädchen (ein Scherenschnitt), was soll das denn sein (y)? X: Das ist doch kein Mädchen. Was ist das denn? L: Ein Onkel mit zwei Windhunden (z). X: Was ist nun eigentlich der Soldat, auch ein Mädchen? L: Nein, ein Onkel (aa). Guck mal, da ist eine Tasse; wem gehört die (bb)? X: Das weiß ich nicht. Was ist denn eigentlich ein Windhund? L: Ein Pudel (cc). Kannst du einen Pudel malen? X: Nein, das kann ich nicht. Der Windhund ist ein Tier. Welche Tiere kennst du noch? L: Hund, haben wir auch gehabt (dd). Der ist weggelaufen. X: Ist der Soldat denn auch ein Tier? L: Nein, ein Onkel.

Diskussion.

(a) L. unterscheidet hier ganz richtig zwei Arten von Soldaten, große, die marschieren und kleine, mit denen man spielen kann. — Daß sich der Begriff „Soldat" mit konkreten Vorstellungen verbindet, zeigen (b u. c). — An die Reproduktion des Begriffes „Papa" knüpfen sich dann weitere Mitteilungen, die den Vater betreffen (c, d). — (e) Perseverierend wird von den Luftschlangen berichtet, die zur Verschönerung des Fastnachtzuges dienen sollen. E. sehnt dieses Erlebnis sehr herbei. — (f) Diese Frage wird richtig beantwortet, die nächste aber nicht verstanden. L. nimmt an, daß nach einem Zeitpunkt, nicht aber nach dem Zweck des Schießens gefragt wurde und antwortet demgemäß (g). — (h) Diese Antwort scheint eine gedankliche Fehlleistung zu sein; erst in (j), nach Neuformulierung der Frage, wird sie richtig gebildet. — D. und R. Katz (a. a. O., S. 283) bezeichnen derartige Fehlleistungen als assoziative Entgleisungen. Es liegt hier zwar auch die Annahme nahe, daß L. wirklich glaubt, daß die Soldaten, wenn sie nicht im Krieg sind, Spatzen schießen. — Die Aussage über den Großvater (i) wird durch Perseveration hervorgerufen; die Vorstellung stand noch in Bereitschaft — (k). Der durch die Sonne erzeugte visuelle Eindruck läßt das Denken wieder abschweifen. — Ein ganz aktives Verhalten zeigt die kategorische Forderung (l), auf die X. aber nicht näher eingeht. — Von Kindern im Intelligenzalter L.s wird die Aufforderung: „Beschreibe mir mal..." nicht verstanden. Eine Beschreibung derjenigen Besonderheiten, die gerade das betreffende

Individuum oder eine Sache kennzeichnen, erfolgt meist auf die Frage: „Was hat der (die, das) denn alles?" Hier wird aber nicht die gewünschte Wirkung mit dieser Frage hervorgebracht; situationsbedingt erfolgt die Antwort (m). (n, o) Ganz kurz entsteht Konzentration. — Welche Assoziation reproduziert aber die Vorstellungsgruppe (p)? Wäre die Vorstellung „Soldat" für L. von einem besonderen Gefühlston begleitet: Mitleid mit verwundeten Soldaten (der Vater gehörte ja auch zu ihnen), so könnte man an eine assoziative Verknüpfung denken: Verwundung... Krankenhaus; eine solche Verknüpfung scheint aber bei L. nicht vorzuliegen. — Das „damals" in (p) tritt nicht in Beziehung zu irgendeinem Zeitpunkt, sondern soll nur ausdrücken, daß früher einmal diese Krankheit aufgetreten sei. Die Zeitangaben der Hilfsschulkinder sind stets ungenau; meist werden sie in Beziehung zu irgendwelchen, stets wiederkehrenden festlichen Veranstaltungen gesetzt: Weihnachten, Ostern, Geburtstag usw. Eine objektive Zeiteinteilung gibt es für viele dieser Kinder noch nicht. Rössel[1] fand bei seinen Hilfsschulkindern, daß heute, morgen und gestern wohl von allen, mit Ausnahme der Unterstufe, richtig gebraucht wurden, auffallend aber die falschen Antworten waren, wenn der Ausgangspunkt nicht mehr das Heute, sondern ein gedachter Tag war — (q). L. hat angefangen, ihren Stuhl hin und her zu bewegen und erfreut sich an seinem knarrenden Geräusch. Einmal aufnahmefähig geworden für akustische Eindrücke, lenkt auch der Lärm der schon längere Zeit draußen spielenden Knaben ihre Aufmerksamkeit für Augenblicke auf sich (r). — Es ist in manchen Fällen sehr schwierig, dem kindlichen Denken den Weg zur Bildung eines Oberbegriffes zu weisen. Erfolgt diese Bildung nicht sofort spontan, so kommt sie nur dadurch zustande, daß man dem Kinde an einem Beispiel klar macht, worauf es ankommt (s). L. fragt hier nicht, ob X. eine Mutter „habe", sondern eine „gehabt habe"; erwachsene Menschen scheinen keiner Mutter mehr zu bedürfen. So gehört auch dem 5 ; 9 jährigen Theodor Katz (D. und R. Katz, a. a. O., S. 174 ff.) zum Begriff des Erwachsenseins, daß man keine Eltern mehr habe — (t, u). L. glaubt, daß diese Fragen die Berufsangaben der Eltern verlangten. — Ihr Blick haftet dann an den Bildern der gegenüberliegenden Wand; vielleicht bildet die schwarze Farbe eines Scherenschnittes die Veranlassung zu den Bemerkungen über den Schornsteinfeger (v, w). Darauf zeigt sie mit großer Lebhaftigkeit, als entdecke sie plötzlich das große Bild, auf die Kopie

---

[1] Fr. Rössel, Das Hilfsschulkind, Versuch einer Charakteristik nach seinen Verhaltungsweisen und Betätigungsformen. Wege zur Heilpädagogik Heft 1. Beihefte zur „Hilfsschule". S. 41 ff. Halle a. d. S., 1925.

einer Raffaelschen Madonna. Dem Kinde legt sie wohl deshalb einen weiblichen Artikel bei, weil es einem Mädchen sehr ähnlich sieht (x). — Es ist unverständlich, aus welchem Grunde die Frage (y) erfolgt. Der Scherenschnitt stellt einen Mann mit zwei Windhunden dar und es zeigt sich, daß L. das sehr wohl weiß (z). Vielleicht war die Wahrnehmung zuerst nur eine verschwommene; L. wurde erst durch X. Frage zur intensiven Fixierung des Bildes veranlaßt. — Da alle Männer für L. Onkel sind, wird auch der Soldat als Onkel bezeichnet (aa). — Eine bunte Tasse im Schrank bildet die Veranlassung der Frage (bb). — Windhunde und Pudel werden miteinander identifiziert (cc). — Auf die Frage nach den einzelnen Tierarten wird nur die Vorstellung ihres Hundes, der fortgelaufen ist, reproduziert (dd).

Liesel J. 9 ; 0 (unterste Klasse der Hilfsschule).
Liesel gehört zu den besten Kindern der Klasse.

(5) I. G e s p r ä c h.

X: Du kennst doch eine Puppe? L: nickt. X: Was ist das denn, eine Puppe? L: Eine Puppe? Das ist kein Kind (a). X: Was ist es denn? L: Zum Spielen (b); und da tuen wir immer mit spielen und da tue ich immer mit Kaufladen spielen (c). Die kauft immer; da tue ich sie immer auf den Stuhl hinsetzen und da tue ich auch immer mit Schule spielen; tue ich sie hinsetzen auf den Fußboden und tue ich mit Schule spielen; die Fußbank tue ich dann immer in die Höhe (d). Und da sagt mein Opa immer, du kannst immer mit der Puppe spielen, aber nicht mit der Fußbank (e). X: Machst du denn solchen Krach (f)? L: Nein, ich bin immer leise (g); mit der Fußbank fallen sie alle um, wenn ich sie so schlenkere. Ich soll die Puppe in den Laden setzen und ich soll kaufen und dann tuen wir immer so fein spielen (h). X: Was hat die Puppe denn eigentlich an? L: Höschen, Röckchen, Leibchen. So'n klein Leibchen, sind keine Knöpfe dran, sind angenäht die Strumpfbänder; und ein Kleidchen (i). X: Wie sieht denn die Puppe aus? L: Sie hat so'n dicken Kopf; sind aber schon die Arme kaput, sind ab, sind abgefallen (j). X: Abgefallen (k)? L: Einmal hab ich sie hinfallen lassen, ist der Draht hier drinnen geplatzt, sind sie herausgefallen (l). Waren schon halb kaputt; haben die Arme immer gewackelt, auf einmal fielen sie ab; sagt mein Opa, was ist das denn (m)? X: Wie sieht die Puppe denn sonst noch aus? L: In den Augen hat sie Steinchen und dann sind da so'ne schwarzen Dinger, so'ne Pünktchen; eins ist schon mal rausgefallen, hat Christkind wieder drin gemacht (n). X: Was sind nun Puppen und Puppenwagen und Puppenstuben und Bauklötze; was sind das für Sachen? L: Spielsachen (o).

D i s k u s s i o n.

(a) Das Denken schlägt hier den Weg ein, der zur Bildung des Oberbegriffs führt, aber zur negativen Aussage wird keine gleichwertige positive gefunden und so erfolgt nur eine Zweckangabe (b). — Auch hier haben wir einen Exemplarbegriff vor uns. I h r e Puppe ist das Wesen, das in L.s Leben eine solch große Rolle spielt. Sie steht mit großer Anschaulichkeit vor ihrer Seele und ist mit dem Gefühlsleben des Kindes so verwoben, daß es zu einer Abstraktion überhaupt nicht kommt (c, d). — Hier werden nun verschiedene Sachverhalte aktualisiert, die mit den Begriffen: Puppe... spielen verbunden sind — (e). Eifrig und etwas stolz erzählt L. von ihrer kindlichen Beschäftigung, bei der auch der Großvater als Zuschauer und mahnender Berater nicht zu entbehren ist. Die Worte des Großvaters lassen darauf schließen, daß L.s Spiel nicht immer geräuschlos vor sich geht, deshalb X. scherzhafte Frage (f), die von L. mit einiger Verlegenheit zurückgewiesen wird (g). Zur weiteren Erklärung fügt sie dann (h) hinzu (i, j). — Die Beschreibung der Puppe zeigt ein ganz gutes konkretes Vorstellungsvermögen des Kindes. X. nächste Frage (k), die von einem Lächeln begleitet wird, macht L. etwas befangen. — Die Kinder bekennen sich fast nie als Urheber eines durch ihr Handeln hervorgerufenen Defektes ihrer Spielsachen. Liebten sie dieses Spielzeug nicht sehr? Es war doch gar kein Wille vorhanden, es zu zerstören, auch das Wissen um die Wirkung ihrer Tat fehlte: allmählich wurde der Defekt immer größer und größer oder plötzlich zerbrach etwas unter ihren Händen. Manchmal kommt auch die Behauptung von einem ursachlosen Geschehen: „Es kam ganz von selbst." Nicht nur die Scheu vor Strafe läßt das Kind sich auf diese Weise verteidigen, es spielt auch magisches Denken mit hinein; das Kind kennt den Kausalnexus noch nicht. — (l, m) In L.s Darstellung sieht es fast so aus, als ob „die Tücke des Objekts" den Defekt der Puppe verursachte; selbst den Großvater läßt sie ein Erstaunen über das plötzliche Herausfallen der Arme äußern — (n). Mit besonderer Wichtigkeit berichtet sie vom Aussehen der Puppenaugen (o). Ein Oberbegriff wird jetzt schnell gefunden.

Adele U. 8 ; 11 (unterste Hilfsschulklasse).

Adele nimmt in der Rangordnung in der Klasse einen mittleren Platz ein.

(6) I. Gespräch.

X: Du kennst doch einen Soldaten? A: Nein (a). X: Kennst du wirklich keinen Soldaten? A: War ich doch noch nicht hin (b). X: Du hast doch schon mal einen Soldaten gesehen? A: (schüttelt den Kopf) (c). X: Nein? Was tut denn der Soldat? A: Kinder tot schießen (d). X: Ja, in der Geschichte, die euch euer Fräulein vorgelesen hat, da haben die Soldaten die Kinder totgemacht. Was tut der Soldat aber sonst? A: Kinder totschießen (e). X: Warum denn? A: Wenn sie frech waren (f). X: Die Soldaten schießen doch keine Kinder tot? A: Die Mutter auch, wenn die Mutter mal das Kind herausschmeißt (g). X: Wohin gehen die Soldaten denn, wenn sie schießen? A: Die gehen mal auf die Straße. X: Was haben sie denn alles? A: Säbel, Schießgewehr und Messer, scharf Messer. X: Was machen sie damit? A: Totschießen und totschneiden und Säbel auch abschneiden (h). X: Wo schießen sie die Leute tot, hier in der Stadt? A: Im Krieg. X: Wie sieht der Soldat denn aus? A: So schwarz oder mal weiß.

oder mal rot (i). X: Ist der Soldat denn manchmal ganz rot? A: Nein, die
Jacke (j). X: Wie sieht die Jacke denn meist aus? A: Schwarz (k). X: Was
hat der Soldat denn umhängen? A: So'n Tau. X: Der Soldat und der
Jäger, das sind zwei? A: Jäger tut immer Schneewittchen totschießen oder
mal einen Hasen, Vögel auch (l). Die Minna hat das im Buch stehen, hat
der Soldat einen Fuchs im Sack sitzen (m). Können wir auch singen: „Fuchs
du hast die Gans gestohlen" (n). X: Was sind denn die Soldaten und die
Jäger eigentlich? A: Waldjäger. X: Was bist du denn? A: Adele U. X: Ja,
so heißt du, aber was bist du denn? A: Ein Mädchen. X: Und der Soldat,
was ist der? A: Ein Mann (o).

Diskussion.

A. nimmt unter 17 Schülern ihrer Klasse den 8. Platz ein, gehört also nicht zu den unbegabtesten der Schwachsinnigen. Bei
einer Testprüfung nach B o b e r t a g über den Begriff „Soldat"
würde für A. eine Fehlleistung zu verzeichnen sein; die ersten
Fragen weisen ein negatives Ergebnis auf (a, b, c). Der weitere
Verlauf des Gespräches ergibt aber, daß der Begriff „Soldat" und
eine Reihe mit ihm verknüpfter Sachverhalte doch zum Wissensschatz des Kindes gehört. A. nimmt anscheinend an, daß man sie
gefragt habe, ob ein Soldat zu ihren Bekannten gehöre. (b) könnte
vielleicht folgendermaßen interpretiert werden: „Ich habe doch
noch keinen Soldaten besucht, also auch keinen kennengelernt" —
(d, e) Diese Antworten ließen zuerst darauf schließen, daß hier
eine Lagerlöfsche Legende assoziativ anklinge; die weiteren
Aussagen zeigen aber, daß andere Verknüpfungen vorliegen. Der
Soldat ist wahrscheinlich, wie sonst der schwarze Mann, dem Kind
als Kinderschreck dargestellt worden. Er ist nicht nur zur Bestrafung ungezogener Kinder (f), sondern auch der Mütter, die ihre
Kinder schlecht behandeln, notwendig (g). Vielleicht wird diese
Antwort durch ein Erlebnis des Kindes ausgelöst. A. lebt in einem
Waisenhaus, das nicht nur Waisen, sondern auch Fürsorgezöglinge
aufnimmt, die der Aufsicht ihrer Eltern entzogen werden, da sie
einer körperlichen oder sittlichen Verwahrlosung zu verfallen
drohten. Ob A. ein solcher Fürsorgezögling ist, war in der Schule
nicht bekannt. Es könnte zwar auch das Märchen von Schneewittchen,
das unten erwähnt wird, Veranlassung dieser Behauptung sein (g). —
Die Aufzählung der Verwendung der einzelnen Waffen (h) ist stark
affektbetont. Es berührt den Zuhörer etwas eigenartig, daß jeder
Waffe ihr besonderer Zweck zuerteilt wird: Schießgewehr... totschießen, Messer... totschneiden, Säbel... abschneiden. — Bei A.
liegt eine etwas unklare Allgemeinvorstellung des Begriffes „Soldat"
vor, konkrete Vorstellungen konnten sich nicht bilden und somit auch
kein Exemplarbegriff (i, j, k). — Die Frage, die B o b e r t a g als
die günstigste für das Auffinden des Oberbegriffs vorschlägt:

„Soldat und Jäger sind ...“? führt fast nie zu einem Ergebnis. Das neue Reizwort „Jäger“ löst sofort Assoziationen aus, die es dem Kinde unmöglich machen, die Frage richtig zu beantworten. Bei A. tritt flaches, assoziatives Denken auf (l, m, n). — Den weiteren Fragen schenkt sie größere Aufmerksamkeit und kommt zu einer Definition (o).

(7) II. G e s p r ä c h.

X: Adele, du kennst doch eine Puppe? A: nickt. X: Was ist denn eine Puppe (a)? A: Puppe und auch Puppenwagen (b) Puppe muß drin (c). Puppe muß auch schlafen (d). Soll ich erzählen von Weihnachten, was Weihnachten war (e)? X: Nein, erzähl’ mir jetzt lieber etwas von der Puppe. Was tut man denn damit? A: Spielen, herauslegen und in Badewanne baden. Ich krieg’ Weihnachten eine (f). Weihnachten komme ich heraus (aus dem Waisenhaus) (g), komme ich nicht mehr in die Schule; geh’ ich zuhaus nach meiner Oma. Ich weiß, wo meine Oma wohnt, ganz allein. Ich muß 20 Jahre sein, dann komme ich erst heraus (h). Ich kann schon Adele schreiben und Fräulein D. (i). Ich kann auch schon alle Kinder schreiben und Lohmann und Leni (j); sind auch im Waisenhaus. X: Wie heißen eigentlich alle Sachen, mit denen man spielen kann (k)? A: Meine Puppe heißt Adele und die kleine heißt Margot, ist ganz klein. Soll ich die mal mitbringen (l)? X: Das hat euer Fräulein nicht gern; mit der Puppe darf man nur zu Hause spielen. Was sagt man denn zu allen Sachen, mit denen man spielt? A: Spielsachen (m). Wenn wieder Weihnachten ist, wünsche ich mir was Schönes (n). Soll ich mal sagen (o)? Zimmer, Puppenstube, Badezimmer (p). X: Wie sieht die Puppe denn aus? A: Weiß; hier weiß (zeigt auf das Gesicht) und schwarze Haare, schwarze Strümpfe und braune Schlüffkes (q). Meine Puppe hat Schlüffkes an und schwarze Strümpfe (r). X: Was hat sie denn noch an? A: Hemd, Hose, Leibchen, Kleidchen, Schürze, Mütze, Schuhe und dann Mantel, Muff, Schal, Handschuhe, kann man hier herein stecken; sie hat so kleine Finger (macht mit ihren Fingern die Gebärde des Handschuhanziehens (s).

D i s k u s s i o n.

(a) Diese Frage veranlaßt das Kind nicht zum Nachdenken; es erfolgt nur eine Wiederholung des Reizwortes, das sich assoziativ mit einzelnen Sachverhalten verbindet (b, c, d). Die Vorstellung „Puppe“ setzt „Weihnachten“ in Bereitschaft. (e) Der Wunsch, über das erlebte Weihnachtsfest etwas erzählen zu dürfen, wird zwar abgewiesen, die mit diesem Vorstellungskomplex verbundenen Lustgefühle lassen ihn aber später wieder perseverativ ins Bewußt-sein treten. (f). Weihnachten ist für A. der Inbegriff alles Schönen: Weihnachten bekommt sie Geschenke und an einem Weihnachten darf sie auch das Waisenhaus verlassen (f, g). — Im allgemeinen sind die Debilen die zufriedensten und vergnügtesten Kinder der Anstalten; sie leben in den Tag hinein und kümmern sich nicht um das Morgen. R ö s s e l[1] berichtet von seinen Hilfsschulkindern:

---

[1] R ö s s e l, a. a. O., S. 47.

„Es ist eine auffallende Tatsache bei Gesprächen mit Hilfsschulkindern, wie wenig der einzelne sein Leben in der Zeit weiterdenkt. Von den jungen Menschen in der Hilfsschule hört man kaum einmal: „Wenn ich erst mal das und das hinter mir habe, dann..." „Das Heute und Morgen genügen und befriedigen." — A. bildet hier eine Ausnahme. Obgleich die Waisenhauseltern bei allen Kindern sehr beliebt sind, erwartet das Kind sehnsüchtig die Zukunft, die ihm ein Zuhause bringen soll. — Eine richtige Zeitorientierung ist bei A. auch nicht vorhanden. Die Mädchen erhalten im Waisenhause, nachdem sie bis zum 14. Lebensjahr die Schule besucht haben, noch eine zweijährige hauswirtschaftliche Ausbildung und werden dann mit 16 Jahren in eine Stelle, die für sie ausgesucht wird, entlassen. Die Angabe A.s (h) soll nur ausdrücken, daß es noch sehr lange dauere, bis sie das Waisenhaus verlassen darf; eigentlich wäre es ja nicht nötig, solange zu warten, sie hat doch schon sehr vieles gelernt (i, j). — Die Ausdrucksbewegungen sind viel lebhafter, alle Aussagen affektbetonter als beim ersten Gespräch. Die Aufgabe, etwas von der Puppe zu erzählen, ist auch viel interessanter. Man kennt ja eine Puppe ganz genau und kann sich von allen Sachverhalten ein anschauliches Bild machen. Bei der Ausfragerei über den Soldaten trat ein schwaches Gefühl der Unsicherheit auf. Man hatte wohl schon etwas von einem solchen Individuum gehört, aber man kannte es doch nicht. — A. ist so eifrig dabei, ihre Erlebnisse und Wünsche auszukramen, daß sie sich auf die Frage (k) nicht konzentrieren kann, sondern nur das aufnimmt, was gerade in den Rahmen ihres Erzählens paßt. — (l) zeigt, daß das Kind gern den Erwachsenen an seinem Spiel teilnehmen läßt; der Helferin des Waisenhauses wird es nicht möglich sein, sich mit dem einzelnen Kinde längere Zeit zu beschäftigen. — Ein Oberbegriff läßt sich jetzt unschwer finden (m). — (n) zeigt das emotionale Denken des Kindes. — (o) L. begleitet diese Frage mit einem fragenden Blick; erst nachdem X. zustimmend nickt, erfolgt die Angabe der Weihnachtswünsche (p). — Die Haltung dieses Kindes ist eine reaktive, es paßt sich dem Partner an. — Im Gegensatz zu der Beschreibung des Soldaten weist die der Puppe eine große Vollständigkeit auf (q, r, s).

Heinrich W., 9 ; 1 (unterste Hilfsschulklasse).
Heinrich nimmt unter 17 Schülern den fünften Platz in der Rangordnung ein.

(8)   I. Gespräch.

X: Du kennst doch einen Soldaten? H: Ja. X: Was ist denn das, ein Soldat? H: Pferde und Männer und Kanonen und Schießgewehr und Soldaten, die sich schleichen auf der Erde (a). X: Weshalb tuen sie das denn? H: Sie haben Angst; daß sie sie nicht totschießen sollen (b). X: Wer

will sie denn totschießen? H: Soldaten mit einer Kanone. Bei dem Kaiser-
berg stehen zwei Kanonen (c). Wo der Ehrenfriedhof ist, da in dem Busch
ist das. X: Weshalb schießen die Soldaten denn? H: Wenn sie frech sind,
dann schießen sie vor die Beine und vor den Kopf (d). X: Wen schießen sie
denn? H: Die alten Männer, die im Krieg sind. X: Warum schießen sie
diese Männer denn? H: Weil sie so frech sind (e). Was tuen sie den
Soldaten denn? H: Sie tuen immer werfen (f). X: Glaubst du, daß sie
deshalb totgeschossen werden, weil sie die Soldaten werfen? H: Nein,
darum nicht; wenn sie schimpfen tuen und wenn sie ganz frech sind (g).
X: Meinst du, daß sie totgeschossen werden, weil sie schimpfen? H: Nee (h).
X: Weshalb denn wohl? H: Schweigt. X: Weshalb gehen die Soldaten
denn in den Krieg? H: Die wollen was sehen (i). X: Aber deshalb lassen
sie sich doch nicht totschießen? H: Dann tuen sie sich wieder wehren (j).
X: Weshalb schießen die anderen Leute denn unsere Soldaten tot, wenn
sie doch nur etwas sehen wollen? H: Daß sie immer so frech sind (k).
X: Wer sind denn die anderen Leute? H: Die ein Schießgewehr anhaben (l).
X: Wo ist denn eigentlich der Krieg? H: Weiß ich nicht; ich war noch
nicht im Krieg. Aber meine Schwester einmal, die ist elf Jahre alt (m).
X: Deine Schwester war im Krieg? H: Ja, wie er mal aufhörte (n). X: Was
hat sie denn dort gemacht? H: Sie hat sich das angeguckt (o). X: Was
hat sie sich angeguckt? H: Die Kanonen und die Soldaten mit den Pferden.
Die Pferde haben sie auch immer totgeschossen mit dem Gewehr und da
sind die Pferde ganz rasch gelaufen (p). X: Hat das deine Schwester gesehen? H: Ja. In der Kule sind die immer gesprungen (q). X: Wo war
das denn? H: Das weiß ich nicht, in einem ganz anderen Land (r). X: Hat
deine Schwester denn keine Angst gehabt? H: Nein, die ist ganz rasch laufen
gegangen (s). X: Wer war denn von euch sonst noch im Krieg? H: Der
Kaiser Wilhelm (t). Mein Vater war auch ein Soldat; nur zwei Jahre; der
ist noch ganz jung. Meine Mutter ist 33 Jahre, die liegt jetzt im Krankenhaus; heut' geh' ich sie besuchen (u). X: Was ist denn nun der Soldat
eigentlich? Was sind alle Soldaten? H: Die schießen alle. Dann tuen sie
sich in die Kule verstecken und wenn einer kommt, tuen sie rasch das Gewehr nehmen und schießen. X: Was sind denn die Soldaten und dein Vater
und alle anderen Väter (v)? H: Das sind Männer. Die liegen jetzt alle auf
dem Ehrenfriedhof; da kommt immer ein Zug vorbei und geht daher und
Flugzeug schmeißt immer Kränze heraus (w). X: Was hat denn ein Soldat
an? H: Braune Sachen; brauner Hut und braune Buchse und schwarze Schuhe
und braune Strümpfe (x). X: Hat er auch etwas umhängen? Ja, einen Riemen.
X: Wozu hat er den nötig? H: Für alles dran zu tun; für Schießgewehr
dran zu hängen und vor das Gavolver und die dicken Dinger, die dran
sind mit dem Stock (y). X: Was sind das denn? H: Weiß ich nicht.
H: Was tut man damit? H: Mit hauen. Haben so'ne Dinger da unten dran,
so'ne Eisen für die Pferde drauf zu steigen, wie die Polizei (z).

Diskussion.

(a) H. scheint hier ein Vorstellungsbild, dessen Mittelpunkt die
Soldaten einnehmen, fast plastisch vor sich zu haben. Eine Reihe
von Sachverhalten hat sich ihm zu einem Komplex verdichtet und
das gesamte Wissen um diese Sachverhalte wird durch das Reizwort „Soldat" aktualisiert. — (b) Das „Schleichen auf der Erde"
ist ihm keine Vorsichtsmaßnahme, die Gefahr zu verhindern, son-

dern ein Ausdruck von Angst; man fürchtet sich vor dem Tot-
geschossenwerden und sucht es zu vermeiden. — (c) Die Vorstellung
„Kanone" läßt das Denken abschweifen. Der Standort der 1871
von den Franzosen erbeuteten Kanonen wird richtig angegeben. —
Die weiteren Fragen sollen zu erforschen suchen, welche Vorstellung der Junge über den Zweck des „In den Krieg-Gehens" hat.
Das Ergebnis scheint folgendes zu sein (d—k): Eigentlich gehen
die Soldaten nur in den Krieg, weil sie etwas sehen wollen, aber
dann kommen die anderen, die sehr frech sind und schießen sie
und dann müssen unsere Soldaten doch wieder schießen. Dieses
Kämpfenmüssen wäre ihnen gar nicht so unangenehm, wenn nicht
die Gefahr des Erschossenwerdens vorläge. — Die Erklärung des
Begriffes „Frechsein" wird ganz dem kindlichen Leben entnommen:
die anderen Soldaten werfen und schimpfen, beides Tatbestände,
die auch bei den Jungen den Kampf beginnen lassen. Läßt sich
hier nicht eine Parallele des affektbetonten kindlichen Denkens zu
dem primitiver Erwachsener ziehen? Führte nicht den mittelalter-
lichen Landsknecht außer Lust an Kampf und Streit, der Freude
am Erleben physischer Überlegenheit, die wir auch beim kindlichen
Kämpfer beobachten, die Abenteurerlust von Land zu Land? —
(l) Gewehr und Krieger gehören nach H.s Ansicht eng zusammen:
der Soldat hängt sich das Gewehr nicht um, sondern er hat es sogar
an. — (m—s) X. war hier zuerst der Auffassung, die Wahrscheinlichkeit liege vor, daß eine ältere Schwester H.s eines der Schlachtfelder gesehen habe. In der Nachkriegszeit wurden oft Autofahrten
zur Besichtigung der belgischen Schlachtfelder unternommen. H.
hatte wohl den Bericht der Schwester interessiert aufgenommen
und ihn mit seiner Phantasie ausgefüllt. Ein Bruder des Jungen
erklärte aber auf Befragen ganz erstaunt, daß seine Schwester nie-
mals auf irgendeinem der Kriegsschauplätze gewesen sei. Warum
läßt H. nun gerade seine Schwester alles das erleben? Sein Vater
war, wie er unten erzählt, doch auch Soldat; warum macht H. ihn
nicht zum Helden seiner Erzählung? Eine Erklärung ist nicht zu
finden. Diese ältere Schwester muß aber seine volle Achtung besitzen, nur dann kann er sie etwas ihm so Imponierendes erleben
lassen. Der Vater besitzt diese Achtung vielleicht nicht; das
scheint auch die weiter unten erfolgte Bemerkung: „er ist noch
ganz jung" zum Ausdruck zu bringen. Meist bezeichnet das Kind,
das sehnlich wünscht, älter zu werden, die Erwachsenen, die für ihn
Autorität sind, als alt. — Den Kaiser Wilhelm rechnet H. zu dem
Teil der Soldaten, der sich gegen die frechen anderen wehren
mußte (t). — (u) Die Vorstellung „Vater" assoziiert sich hier, wie
meist, wenn dem Denken kein Ziel gesetzt ist, sondern es gleichsam

von selbst abläuft, mit der Vorstellung „Mutter", von deren Kranksein H. berichtet. — Einen Oberbegriff findet er auf die Frage (v). — In (w) erweist er sich als ein kleiner Dichter: man empfindet die Trauermarschstimmung, die diesen Friedhof einhüllt. H. will hier eine Kriegergedächtnisfeier schildern, die einige Zeit vorher stattfand. Verschiedene Vereine hatten sich mit ihren Fahnen am Ehrenfriedhof aufgestellt; durch Flugzeuge wurden Kränze abgeworfen. — Die Farbe der Soldatensachen gibt er richtig an; braun und grau wird oft von den Kindern verwechselt (x). — (y) Ausführlich werden die Waffen des Soldaten beschrieben. „Dicke Dinger mit dem Stock" soll sehr wahrscheinlich eine Definition der Handgranaten sein. (z) Selbst die Sporen vergißt H. nicht.

Wir wenden uns jetzt den Gesprächen mit Normalschülern zu.

Ursula E. 7 ; 8 (Normalschule, 2. Schuljahr).
Ursula gehört zu den Begabtesten der Klasse.

(9) I. Gespräch.

X: Du kennst doch einen Soldaten, Ursula? U: Ja. X: Was ist das denn, ein Soldat? U: Ein Mann (a). X: Was tut er denn? U: Der schießt immer (b), im Krieg immer; der hilft uns (c). X: Weshalb ist es denn nötig, daß er uns hilft? U: Weil die Ausländer uns immer schießen wollen und immer eindringen wollen und uns immer Land wegnehmen wollen (d). X: Welche Ausländer? U: Rußland, England, Frankreich, Amerika (e). X: Wer hat dir das denn alles erzählt? U: Weiß ich alles von meinem Vater, der sagt mir das immer (f). Der war auch im Krieg, auf einem Minensuchboot. X: Wie sieht es denn im Kriege wohl aus? Was könnte man alles sehen, wenn man zugucken würde? U: Wir sehen Rauch, Kanonen, Feuer, Menschen, Pferde, Kugeln (g). X: Wie sieht nun ein Soldat aus? U: Der hat eine Uniform an, eine graue und einen grauen Helm auf und hohe schwarze Stiefel an. Er hat ein Gewehr, einen Säbel und noch so eine Kordel, da ist der Säbel drin (h).

Diskussion.

(a) U. findet sofort spontan den richtigen Gattungsbegriff. Es scheint so, als ob schon im kindlichen Denken, bei einigen Kindern früher bei den anderen später, sich ein bestimmtes Ordnungsschema herausbilde, mit dem das Denken an die einzelnen Begriffe herangeht und jedem seinen besonderen Platz zuerteilt. Bühler (a. a. O., S. 266 ff.) wirft die Frage auf: „Was mag den logischen Operationen und ihren Produkten im Erlebnis entsprechen?" und beantwortet sie folgendermaßen: „Es müssen irgendwelche Äquivalente jener logischen Operationen der Abstraktion und Generalisation, wenn auch nicht gerade an der einzelnen Vorstellung, so doch in dem Vorstellungsgetriebe des begrifflichen Denkens vorhanden sein; denn der tatsächliche Verlauf des psychischen Geschehens vollzieht und respektiert diese Operationen doch nach-

weisbar.“ — Die erste Antwort auf die Frage nach der Tätigkeit
des Soldaten ist U. noch nicht präzise genug (b); sie ergänzt, daß
der Soldat im K r i e g e immer schieße; zugleich wird auch der
Zweck dieses Schießens angegeben (c). (d, e): eine sehr schöne
logische Weiterführung des Gespräches. U. hat zwar alles, was sie
hier vorbringt, vom Vater gehört, aber diese Wahrnehmungen haben
sich beim erstmaligen Hören nicht wahllos mit irgendwelchen Vorstellungen verknüpft, sondern wurden nach einer bestimmten Ordnung eingruppiert. Die Fragen des Kindes: „Warum ist dieses so
und nicht anders?“, klärten die Begriffe. Seine Wißbegier war erst
dann befriedigt, als es den Sinn des Geschehens erkannt hatte. —
(g): Eine Kriegs-Momentaufnahme, nur aneinandergereihte Worte,
die aber dem Kinde ein plastisches Bild hervorzaubern. — In (h)
erfolgt eine exakte Beschreibung des Soldaten.

    (10)   II. G e s p r ä c h.
    X: Was ist denn nun eine Puppe? U: Das ist was zum Spielen (a).
X: Wie sieht sie denn aus? U: Weiß sieht sie aus (b). X: Was hat sie denn
alles an? U: Kleider, Hemden, Hose, Unterrock, Mantel, Mütze, Schuhe,
Strümpfe (c). Das war, glaub’ ich, alles, mehr hat meine Puppe wenigstens
nicht an (d). Ich hab’ viele Puppen. So viele! Mindestens ein Dutzend, zwei
große und dann die anderen kleinen (e). X: Spielst du denn oft mit Puppen?
U: Aber nicht soviel wie mit den großen (f). Für die kleinen näh’ ich immer
Kleider, aber, wenn’s ein schönes Kleid werden soll, macht es meine Mutti.
X: Was sind nun Puppen und Puppenwagen und Bauklötzer ... U: Was
zum Spielen (g). X: Wie nennt man denn diese Sachen? U: Spielsachen (h).

    D i s k u s s i o n.
    (a) Eine fast vollwertige logische Definition mit Oberbegriff
und spezifischer Differenz: „Die Puppe ist was, d. h. ein Ding, eine
Sache, zum Spielen.“ — Die Frage nach dem Aussehen eines Gegen-
standes beantwortet das Kind meist mit der Angabe der Farbe; eine
Beschreibung der Form oder einzelner hervortretenden Besonderheiten findet man als Antwort auf diese Frage äußerst selten (b). —
(c) Hier scheint U. sich das Bild einer ihrer Puppen vorzustellen;
sie empfindet aber dunkel, daß von ihr nicht die Beschreibung ihrer
Puppe, sondern einer Allgemeinvorstellung verlangt wird und weiß
nun nicht, ob noch etwas an der Beschreibung fehlt, gibt sich dann
aber mit der Gewißheit zufrieden, daß sie ihre Puppe wenigstens
richtig beschrieben habe (d). (e) Hier kann U. es nicht unterlassen,
etwas mit ihrem Besitz zu prahlen; mit dem Dutzend werden wohl
nicht gerade zwölf, sondern viele Puppen gemeint sein. (f): Sie
nimmt an, daß die Frage auf ihre kleinen Puppen Bezug nahm. —
(g, h): Angabe des Oberbegriffes.

Heinz F. 7 ; 11 (Normalschule, 2. Schuljahr).
H. ist ein guter Schüler der Klasse.

(11)   I. Gespräch.

X: Du kennst doch eine Puppe, Heinz? H (entrüstet): Mit Puppen hab'
ich erst gar nicht gespielt (a). X: Aber du kannst mir doch sagen, was eine
Puppe eigentlich ist? H (etwas verächtlich): Da spielen die Mädchen immer
mit (b). X: Wie sieht sie denn aus? H: Aus Glas und welche sind aus
Stroh (c). X: So (d)? H: Ja, welche sind aus Stroh (e). X: Was hat sie
denn alles? H: Augen, Mund, Nase, Backen, Haare. X: Noch mehr?
H: Beine, Hände. X: Was hat sie denn an? H: Zeug (f). X: Was sind
denn Puppen und Baukästen und kleine Eisenbahnen? H: Spielsachen (g).

Diskussion.

(a) H. ist ganz entrüstet, daß man ihn zu fragen wagt, ob er
eine Puppe kenne. Er, ein forscher Junge, der am liebsten den
ganzen Tag draußen umhertollt, wird doch nicht mit Puppen spielen,
wie die Mädchen, die immer im Hause sitzen. (b) Eine große Ver-
achtung legt er in diesen Ausspruch. — H. scheint sich eine Puppe
wirklich noch nicht näher betrachtet zu haben, denn das Material,
aus dem die Puppen hergestellt werden, ist ihm nicht bekannt (c).
X.s leise geäußerten Zweifel an der Richtigkeit seiner Behauptung
(d) weist er ganz energisch zurück (e). In dem kleinen Kerl steckt
eine große Dosis Selbstbewußtsein. Er gehört zu den Besten der
Klasse und fühlt sich den Mitschülern überlegen. — (f) Einzelheiten
über die Bekleidung der Puppe gibt er nicht an; mit „Zeug" ist sie
ihm genügend gekennzeichnet. — (g) Den Oberbegriff findet er jetzt
leicht, da die Frage keine starken Affekte mehr in ihm hervorruft,
die das folgerichtige Denken ausschließen.

(12)   II. Gespräch.

X: Weißt du, was ein Soldat ist? H: Die schießen immer im Krieg a).
X: Was ist denn eigentlich der Krieg? H: Da schießen sie immer (b). X: Wie
sieht es denn wohl im Kriege aus? H: Da liegen alle die Toten und die
Kugeln und Gewehre, Säbel. Manchmal sind Häuser umgeschossen (c).
X: Womit schießen die Soldaten? H: Mit Patronen. Sie haben drei Taschen
mit Kugeln und drei Taschen mit Patronen. X: Wer hat dir das denn erzählt? H: Das weiß ich von meinem Vater, der war auch im Krieg, bei der
Marine. Hat er auch gekriegt mit den Engländern, „Schleswig-Holstein"
heißt der Dampfer (d). Die schießen mit Kanonen und manchmal auch mit
Gewehren. Wenn so'n kleines Ruderboot kommt, dann nehmen sie Gewehre.
X: Wie sieht denn ein Soldat aus? H: Marine (e)? Manchmal weiß und
blau und mit weißen Hosen (f). Die Soldaten sehen grau aus (g). X: Was
haben sie denn alles? H: Helm und Säbel, Gewehre, Gürtel, Patronentaschen
und Kugeltaschen. X: Was ist denn nun der Soldat eigentlich? H: Schweigt.
X: Was sind denn alle Soldaten? H: Was Soldaten sind (schweigt)? X: Was
ist denn dein Vater? H: Mein Vater? der ist Musiker. X: Was bist du denn?
H: Ich bin ein Junge ... (sehr schnell) und das sind alle Männer (h).

Diskussion.

(a, b) Eine reguläre Definition bringt H. nicht, sondern, wie die meisten Kinder, eine Angabe der Tätigkeit der Soldaten, die der Zweckangabe dinglicher Begriffe gleichkommt. — (c) Eine gute Beschreibung eines Schlachtfeldes: H. schildert hier eine Situation nach stattgefundenem Kampf. — (d) Hier bildet er analog zu dem Perfekt: „Wir haben die Engländer bekriegt" das mit einem aktiveren Gefühlston versehene: „Wir haben mit den Engländern gekriegt"; eine gute Wortneubildung. — (e, f, g) H. fragt zuerst, welche Soldaten gemeint seien und gibt dann nacheinander die Farbe der Anzüge der Marine- und Feldsoldaten an. — H. überlegt lange und gründlich, welche Definition er bringen soll; er kommt zu keinem Resultat. Er antwortet dann auf die nächste Frage ganz richtig, daß sein Vater Musiker sei. Als ihm aber plötzlich durch die Beantwortung der Frage, was er denn sei, klar wird, was man von ihm verlangt, ruft er schnell, erfreut die Minderwertigkeitsgefühle, die ihn schon beschlichen hatten, los zu werden: „Das sind alles Männer" (h).

§ 2. Gespräche mit ca. 9—10jährigen Kindern über konkrete Begriffe und Vergleichungen.

Maria Sch. 10 ; 0 (zweitunterste Hilfsschulklasse).

Maria gehört zu den besten Schülern der Klasse; sie nimmt unter 18 den 3. Platz ein.

(13)   I. Gespräch.

X: Was ist denn ein Pferd (a)? M: Das Pferd, das tut schnell laufen. Tuen sie manchmal ausrutschen und dann fallen sie so leicht. Wenn es aufgestanden ist, dann fällt es schon wieder hin und dann hat es ein bißchen gebrochen. Bei uns war eins, das konnte schlecht laufen und dann ist es in den Wagen gelegt und in das Schlachthaus gebracht worden; da ist so'n Ding und da wird das Pferd hineingehängt und dann wird es geschlachtet (b). X: Wer hat dir das denn erzählt (c)? M: Das wußte ich schon mit 8 Jahren; da hab' ich das auf der Straße gesehen, da kam das Blut heraus; da bin ich weggelaufen; das kann ich gar nicht sehen (d). Einmal war meine Tante gestorben, da bin ich fortgelaufen und die Tränen standen mir schon in den Augen (e). X: Wozu hat man denn das Pferd nötig (f)? M: Zum Ziehen. Wenn ordentlich Matsch dran ist, kann es nicht von der Stelle weg; dann hauen die Fuhrmänner sofort drauf, das tut den Pferden auch weh (g). Mein Onkel ist ja Fuhrmann, hab' ich schon oft gesagt, er soll die Pferde nicht hauen, das tut mir ordentlich weh (h). Mein Onkel Peter ist Fuhrmann, der war gestern ein bißchen besoffen (i). Ist bei meinem Vater im Verein; nachts sind sie nach Hause gekommen (j). X: Wie sieht denn ein Pferd aus? M: Manchmal weiß und schwarz und braun. X: Was hat es denn alles (k)? M: Herz und so'n Ding um den Hals, allerhand so goldenes Blech dran; und die Decke so um sich, wenn es kalt ist; und wenn es warm ist, dann tuen sie manchmal so (sie schnappt nach Luft), tuen sie die Zunge heraus; die Hunde tuen das auch (l). Die

Pferde haben vier Beine und einen Schwanz (m). Ein Mädchen sagt für mich immer: du alte Katz' (n). Sag' ich: eine Katze hat vier Beine und einen Schwanz (o). X: Wozu braucht man denn das Pferd noch? Denk' mal an die Soldaten. M: Zum Reiten (p). Bei meiner Oma kommen so'ne Soldaten vorbei mit Pferde reiten; und so hinten, wie die Polizei Eisen hat, haben sie auch so silbern am Fuß (q). X: Was sind denn Pferde und Hunde und Katzen? M: Tiere (r).

Diskussion.

Eine scharfe Konzentration auf die Frage (a) ist M. hier nicht möglich; ihr Denken ist zu konkret. Sie bringt eine kleine anschauliche Darstellung, die ganz sachlich, ohne Erregung, nicht etwa mit einem Unterton des Bedauerns über das Schicksal des gefallenen Pferdes, gegeben wird (b). Erst als X. durch Betonung des „das" der Frage (c) unwillkürlich einem Erstaunen, daß man dem Kinde derartiges erzählte, Ausdruck verleiht, fühlt M. sich veranlaßt, zu zeigen, ein wie mitleidiges Herz sie hat (d, e). Sie stellt sich jetzt auch für den weiteren Verlauf des Gespräches auf den Gesprächspartner ein, dem sie glaubt, durch Hervorhebung ihrer altruistischen Gefühle imponieren zu können. Sie hat dabei das Gefühl einer Wertsteigerung; dieses Lustgefühl leitet das Denken einige Augenblicke, bis andere Reize es wieder abirren lassen. — (f) Die Hauptfunktion des Pferdes ist M. bekannt; weitere Sachverhalte, die zu ihr Beziehungen aufweisen, schließen sich assoziativ an. Es zeigt sich wieder, daß das Kind eine gute Beobachtungsgabe besitzt: es hat beobachtet, daß die Pferde auf schmutziger Straße oft nicht weiter kommen können und von den Fuhrmännern geschlagen werden (g). Selbst der Onkel gehört zu diesen Leuten, die durch ihre Tierquälerei M.s Mißfallen erregen (h). Sie schildert dann eine kleine Episode aus Onkel P.s Leben; er scheint dem Alkohol nicht abhold zu sein (i, j). — (l, m, n, o) Die weiteren Ausführungen zeigen einen wenig geordneten Denkverlauf. Zuerst wird noch an die Frage (k) angeknüpft, dann aber tritt flaches assoziatives Denken ein. Die Aussage von „den vier Beinen und dem Schwanz" verursacht das Erscheinen des Vorstellungsbildes einer kleinen Zänkerei mit einem anderen Mädel, bei der M. durch eine ihr sehr intelligent erscheinende Antwort glaubt, gut abgeschnitten zu haben. — (p, q) Jeder Antwort muß M. noch ergänzend einige Sachverhalte hinzufügen. Mit dem „Silbernen" am Fuß sind die Sporen gemeint. — (r): Eine Angabe des Oberbegriffes.

Herbert B. 9 ; 7 (zweitunterste Hilfsklasse).
Herbert nimmt den 7. Platz unter 18 Schülern ein.

(14)　　　　　　　　I. Gespräch.

X: Du kennst doch einen Schmetterling? H: Nickt. X: Und eine Fliege kennst du doch auch? H: Ja. X: Ist das denn dasselbe, Schmetterling

und Fliege? H: Nein. X: Weshalb denn nicht? H: Schmetterling sieht
gelb aus und eine Fliege ist ganz klein (a). Die sind auch Tiere (b).
X: Was ist also anders beim Schmetterling als bei der Fliege (c). H: Dann
noch ein Maikäfer und Bienen (d). X: Wenn wir nun nur einen Schmetterling und eine Fliege miteinander vergleichen, was kann man denn sagen,
was beim Schmetterling anders ist als bei der Fliege (e)? H: Für Essen,
für Honig (f). Schmetterling geht immer an die Blumen dran und die Biene
auch an die Blumen (g). X: Und die Fliege? H: An die Fenster oder an
die Heizung und manchmal gehen die Fliegen an die Kühe (h). X: Was
ist noch anders beim Schmetterling als bei der Fliege? H: Die haben
Flügel (i). X: Hat der Schmetterling genau solche Flügel wie die Fliege?
H: Nein, Schmetterling hat gelb und die Fliege schwarz (j). X: Kann man
Schmetterling und Fliege gleich gut sehen? H: Nein. X: Wen kann man
denn besser sehen? H: Schmetterling (k). X: Weshalb? H: Ist größer
wie die Fliege (l).

Diskussion.

(a) Es hat hier den Anschein, als ob ein Vergleich zustande
käme. H. findet Unterschiede der beiden Insekten heraus, der Ab-
lauf des Denkprozesses bleibt aber unklar. Vom Schmetterling
gibt H. die Farbe und von der Fliege die Größe an; er muß hier
also, wenn ein Vergleich erfolgte, ein zweimaliges Inbeziehungsetzen vorgenommen haben. Es wäre aber auch möglich,
daß überhaupt kein Vergleich stattfand: die beiden Objekte
traten sukzessiv in H.s Bewußtseinsfeld ein und er las von dem
einen die Farbe und von dem anderen die Größe ab. — (b) Hier
bildet er ungefragt den Oberbegriff. Diese Einstellung, dem
Gattungsbegriff die Artbegriffe unterzuordnen, ist so determinierend, daß die Frage (c) gar nicht in sein Bewußtsein hinein-
dringt: er zählt noch einige andere Insekten auf, die auch Tiere
sind (d). — Ob H. die Frage (e) richtig auffaßt, ist nicht zu erkennen. Es könnte sein, daß er eine Relation herstellte und
durch (f) ausdrücken will, daß die Nahrung der beiden Insekten eine
verschiedene sei; dann wird aber nur eine weitere Aussage über
den Schmetterling gemacht und seine Ähnlichkeit mit der Biene
festgestellt. Erst auf eine weitere Frage erfolgen Aussagen über
die Fliege (h). — (i) H.s Denken scheint mehr auf die Herausstellung von Gleichheiten als von Differenzen eingestellt zu sein. —
(j, k, l): Fragen, die ganz konkret die Qualitäten der beiden Tiere
einander gegenüberstellen, bringen ihn zum Vergleich.

(15) II. Gespräch.

X: Du kennst doch Glas und auch Holz? H: Ja. X: Ist das dasselbe,
Holz und Glas? H: Nein. X: Warum denn nicht? H: Kann man kaputt
machen. X: Was? H: Glas und Holz. X: Ja, dann wäre beides doch dasselbe? H: Nein, Schmetterling ist viel anders wie Glas und Holz; das Glas
kann nicht fliegen (a). X: Jetzt wollen wir nichts mehr vom Schmetterling
erzählen, nur von Holz und Glas. Weshalb ist beides nicht dasselbe? H: Ist

viel größer, Glas und Holz. X: Größer als was? H: Als die Biene (b). X: Jetzt sollst du mir nur sagen, weshalb das Glas anders ist als das Holz. H: Das Glas ist viel blanker und das Holz ist schmutzig, viel Dreck dran und das Glas gar nicht (c). X: Und was ist noch anders? H: Kann man sich dran schneiden und Holz kann man verbrennen (d). X: Wenn ich nun Glas auf die Erde werfe, was passiert dann? H: Geht das Glas kaputt und wenn einer durchläuft, schneidet er sich.

Diskussion.

(a, b) zeigt, daß die vorher erörterten Begriffe noch in Bereitschaft standen; sie treten hier perseverativ auf: die Begriffe Glas und Holz werden zuerst mit dem Schmetterling und dann mit der Biene verglichen. — (c, d) Hier kommen Vergleiche zustande. Wie die Aussage in (c) zu deuten ist, steht nicht ganz fest. Hat H. hierbei ganz bestimmte anschauliche Vorstellungen, z. B. eines Stück schmutzigen Holzes, das er mit einem glatten, sauberen Glas vergleicht vor sich oder will er durch die Eigenschaft „blank" die Durchsichtigkeit des Glases und durch „schmutzig" die Undurchsichtigkeit des Holzes ausdrücken? Die erste Annahme hat mehr Wahrscheinlichkeit für sich. Auch beim Erwachsenen treten konkrete Vorstellungsbilder bei der Aufforderung, Vergleiche anzustellen, auf. So sah z. B. eine Vp., die den Unterschied von Holz und Glas herauszustellen hatte, ein bestimmtes, von ihr früher benutztes Wasserglas mit dicken Rändern und ein viereckiges Stück Holz, von dem sie einige Tage vorher bei einer Straßenpflasterung eine große Anzahl gesehen hatte, ganz plastisch vor sich. Der Erwachsene kann von diesen gegebenen Vorstellungsbildern abstrahieren und durch Zuhilfenahme des Wissens um die Eigenschaften dieser Dinge alle Unterschiede richtig herausstellen, dem Kinde wird das nicht immer möglich sein.

Johanna K. 9 ; 2 (zweitunterste Klasse der Hilfsschule).
Johanna hat unter 18 Schülern den 11. Platz inne.

(16)　　　　　　　I. Gespräch.
X: Du kennst doch einen Schmetterling? J: Ja. X: Und eine Fliege kennst du doch auch? J: Ja. X: Ist das nun dasselbe, Schmetterling und Fliege? J: Nein. X: Weshalb ist das denn nicht dasselbe? J: Die Fliege fliegt in der Küche und im Sommer tuen die Fliegen die Pferde auch manchmal quälen (a). Und die Bienen haben im Stachel was Gift (b). X: Wo fliegt der Schmetterling denn? J: Der fliegt im Frühling nur und im Sommer (c). X: Fliegt er auch in der Küche? J: Nein, der fliegt nur draußen in der Luft (d). Der Schmetterling tut fliegen, der hat Flügel (e). Wenn man den Schmetterling anfassen tut, dann geht die Farbe ab, dann gehen die Flügel ab (f). X: Weshalb ist Schmetterling und Fliege nicht dasselbe? J: Der Schmetterling ist manchmal weiß und braun, braune Punkte drin (g). X: Und wie ist die Fliege? J: Die Fliege ist schwarz, die fliegt nur in der Küche; die großen Fliegen fliegen im Sommer draußen (h). X: Was ist noch nicht dasselbe? J: Den Schmetterling kann man nicht an-

packen, geht der tot. X: Wenn nun dort hinten ein Schmetterling und eine
Fliege fliegt, wen kannst du dann besser sehen (i)? J: Den Schmetterling;
der leuchtet heller; der ist größer (j). X: Was frißt der Schmetterling denn?
J: Weiß ich nicht. X: Was frißt denn die Fliege? J: Brot.

Diskussion.

(a) Man gewinnt hier nicht den Eindruck, daß J.s Denken die
beiden genannten Insekten miteinander in Beziehung setzt, um
Differenzen festzustellen. Die Aussage über die Fliege hat sich
rein assoziativ ausgelöst. Der Schmetterling wird nicht erwähnt;
er müßte doch zum Vergleich herangezogen werden, wenn ein Inbeziehungsetzen stattgefunden hätte; nur eine Angabe über die
Biene erfolgt (b). — Auf die nächsten Fragen, die den Schmetterling in den Vorstellungskreis des Kindes bringen sollen, erfolgen
dann Angaben über dieses Insekt (c, d, e, f). — (g, h): Auch hier
sind beide Vorstellungen nicht in einem Vorstellungsfeld zugleich
gegeben. Vielleicht herrscht hier die Tendenz zum sukzessiven
Auftreten der beiden Vorstellungen vor: zunächst werden die
Qualitäten des einen Vorstellungsbildes festgestellt und dann würde
das zweite auf der Bühne des Bewußtseins erscheinen, wenn nicht
andere Assoziationen sein Auftreten verhinderten. Beim Erwachsenen kommt es auch vor, daß die Vorstellungsbilder zweier Begriffe, die miteinander verglichen werden sollen, sukzessiv auftauchen. So gab z. B. eine männliche Vp., der die Aufgabe gestellt
wurde, die Unterschiede einer Fräs- und Bohrmaschine herauszustellen, an, daß zuerst ganz kurz schemenhafte Vorstellungen
beider Maschinen im Bewußtseinsfeld auftauchten, daß dann aber
nur die erste Vorstellung deutlich hervorgetreten sei; erst als sie
sich deren Einzelheiten gemerkt hatte, trat auch die zweite in das
Blickfeld, so daß beide miteinander verglichen werden konnten.
Vielleicht plaudert das Kind die herausgestellten Einzelheiten des
ersten Begriffes sofort aus und versperrt dadurch dem Auftreten
der zweiten Vorstellung den Weg. — (i): Dieses konkrete Beispiel
scheint anschauliche Vorstellungsbilder beider Tiere hervorgerufen
zu haben: der helleuchtende große Schmetterling hebt sich plastisch
von der dunklen, kleinen Fliege ab (j).

Leni F. 10 ; 9 (zweitunterste Hilfsschulklasse).
Leni gehört zu den unbegabtesten Schülern der Klasse.

(17)   I. Gespräch.

X: Was ist eine Rose? L: Eine Blume (a). X: Wie sieht sie denn aus?
L: Rot, manchmal auch weiß. X: Was tut man denn mit der Rose? L: Tut
man ins Wasser stellen (b). Meine Mutter möchte so gerne eine Rose haben
bei sich auf der Fensterbank; Mutter hat gerne eine Rose, hat gern eine
Blume auf der Fensterbank stehen, wohl so kleine Schneeglöckchen; hat
mein Bruder alle gepflückt (c). Im Wald haben sie sie gepflückt, hat mein
Mutter sie gesucht und als sie zu Hause kam, da waren sie schon da. Da

haben sie keine Schläge gekriegt, kleine Jungens von fünf und sechs Jahren (d). Meine Mutter ist überall suchen gegangen. Meine Mutter sagte: „Wie könnt ihr das denn machen, da könnte euch doch ein Mann totgemacht haben" (e) (?) Bei uns an der Haustür, da sind sie jeden Abend am schließen. Wir schlafen gerade an der Haustür, wir sind immer in Angst. Einmal hat meine Mutter nachgesehen, da war ein Verbrecher da. Wir haben gar keinen Korridorschlüssel; den hat meine große Schwester kaputtgebrochen (f). Da wollte sie in den Keller und wir sollten nicht raus gehen und da hat sie zuschlossen und da hat sie nachher an dem Schlüssel gemurkst und ist kaputtgebrochen (g). Meine Mutter hat immer Angst vor der Wäsche, läßt gar keine Wäsche mehr auf dem Söller. Uns ist mal ein ganz großes Faß weggekommen mit Wäsche; waren von mir ein paar Strümpfe drin, weiße Strümpfe, und seidene Strümpfe und von meinem Vater ein Hemd. Mutter ist überall fragen gegangen, hat keiner gehabt im ganzen Hause. Darum tut meine Mutter keine Wäsche mehr auf den Söller hängen, ja, wohl über Tag, über Tag haben die Verbrecher Angst, daß sie sie erwischen, dann bringen sie sie zur Polizei. Wir dürfen gar nicht klauen, klauen darf man überhaupt nicht (h). X: Warum darf man denn nicht stehlen? L: Die Leute müssen es selbst alle haben, das Geld und das Brot (i). X: Jetzt erzähle mir noch etwas von der Rose. Was hat sie denn alles? L: Stiel und Blätter, grüne Blätter.

D i s k u s s i o n.

(a) Hier wird ein Oberbegriff angegeben. — An (b) schließt sich assoziativ ein längerer Bericht L.s an, durch den man einen Einblick in die Umwelt des Kindes gewinnt. Dieser Bericht selbst weist nichts Sprunghaftes auf, ein Thema entwickelt sich aus dem anderen. Die Mutter liebt die Blumen sehr; sie möchte gerne eine Rose auf ihrer Fensterbank haben. Jetzt steht dort nur ein Sträußlein Schneeglöckchen, das ihr die beiden kleinen Brüder L.s im Walde pflückten (c). — (d) Hervorgehoben wird, daß die Brüder trotz ihres Ungehorsams keine Schläge erhielten, ein Zeichen, daß die Mutter ihre beiden Jungen gut verstand. — (e) Die Erwähnung des bösen Mannes, der die Kinder hätte töten können, bildet die Veranlassung zur Reproduktion weiterer Begebenheiten, die in dem häuslichen Milieu des Kindes zur Diskussion kamen: der Verbrecher an der Haustür, der Diebstahl der Wäsche. Eingeschaltet ist die Erzählung über das Mißgeschick der großen Schwester, reproduziert durch die Vorstellung „Haustür". Die Korridortür kann nun nicht mehr geöffnet werden; man muß die Wohnung durch die Haustür verlassen, bis das Geld für einen neuen Schlüssel vorhanden ist (f, g). — (h) Sittliche Normen sind dem Kinde nicht unbekannt. Die Begründung des Nicht-Stehlen-Dürfens ist einfach und einleuchtend: alle Leute haben das vorhandene Geld und Brot unbedingt nötig (i).

(18) II. G e s p r ä c h.

X: Du kennst doch Glas und auch Holz? L: Ja. X: Ist das dasselbe, Holz oder Glas? L: Nein. X: Warum ist das nicht dasselbe? L: Holz kann man verbrennen und Glas, das kann man kaputt werfen, geht kaputt. Holz kann man nicht kaputt werfen, kann man bloß kaputt brechen (a). X: Was ist denn noch anders beim Glas als beim Holz? L: Schweigt. X: Wenn ich nun alle Glasscheiben aus diesen Fenstern herausnehme und dafür viereckige Holzstücke einsetze, wie ist es dann in diesem Zimmer (b)? L: Ganz dunkel. X: Warum ist es dann dunkel und jetzt hell? L: Glas ist durchsichtig, kann man durchgucken und Holz nicht, dann ist es in der Küche ganz dunkel, muß man immer Tag und Nacht solange das Licht anlassen (c). Kann man nicht gucken, ob das Päppken überkocht oder die Milch oder das Essen oder die Suppe (d). Nach unserm Heinzken sein Päppken muß ich einmal gucken, muß ich auch manchmal machen; muß ich gucken nach dem Jung, wenn meine Mutter waschen muß (e). Geh' ich auch manchmal nicht in die Schule, wenn meine Mutter nach dem Doktor muß (f). Unser Heinzken hat schon ein paarmal Lungenentzündung gehabt; hat der Doktor gesagt, er hätte ein stark Leben, sonst wäre er schon lange tot (g). Mindestens zehnmal hat er schon Lungenentzündung gehabt (h). Die Grippe hat er auch schon gehabt. Hat auch Spritze gekriegt; das war schlimm, war so groß (zeigt auf ihren Arm) (i). Hat meine Mutter gesagt, sie läßt unsern Jung nicht mehr spritzen (j). Hat der Doktor so'n klein' Ding erst heiß gemacht und dann so in die Arme gestochen (k). X: Hast du das denn gesehen? L: Ja, als ich Schularbeiten machte. Das machte so'n Junge von der Krankenkasse, der war dabei, hat einen weißen Mantel an; der Doktor kann das nicht, bei so kleinen Kindern (l). Wir haben acht Kinder, zehn Personen. Eine am verdienen und was meine große Schwester verdient, die ist schon lange aus der Schule, das muß sie als Fahrgeld nehmen. Die muß in der Stadt arbeiten in dem Laden, muß sie mit der Lektrischen fahren in die Stadt. Und mein Vater will auch immer Butterbrote haben mit Wurst. Wir kriegen auch manchmal Wurst drauf, wenn meine Mutter so alte Wurst hat. Wir essen auch manchmal altes Brot, meine Mutter kann doch nicht jedesmal, wenn das Brot hart ist, neu Brot kaufen. Manche Frauens, die werfen Brot weg. Meine Mutter sagt, wenn die R., die haben fünf Mann am verdienen, wenn die mal erwerbslos sind, dann werfen sie nicht soviel weg. Meine Mutter sagt, wenn wir mal größer werden, dann fangen wir alle an verdienen, dann geht es besser, dann dürfen wir aber kein Brot wegwerfen (m). Wenn unser Heinzken mal drei Jahre alt ist, dann braucht er keine Milch mehr (n).

Diskussion.

(a) L. findet hier verschiedene Unterschiede spontan heraus, indem sie beide Begriffe miteinander in Beziehung setzt. Diese Denkoperation hat aber nicht zur Herausstellung aller Unterschiede geführt, ein konkretes Beispiel muß zur Hilfe genommen werden (b, c). Das Kind stellt sich dabei ihre in Dunkelheit gehüllte Küche vor und erwägt, welche Folgen sich für den Haushalt und das Wohlergehen seiner Mitglieder aus einer solchen Situation ergeben würde (d). Diese Überlegung hat L. wieder in ihr häusliches Milieu versetzt und ihr Mitteilungsbedürfnis wird erneut rege. Zuerst berichtet sie von ihrer Mitarbeit im Haushalt; recht stolz klingt es, wenn sie erzählt, daß sie auch manchmal für die Nahrung des kleinen Bruders sorgen und auf ihn aufpassen muß (e). Auch auf den Schulbesuch bleiben diese sozialen Verhältnisse nicht ohne Einfluß (f). — (g, h) Der kleine Bruder bildet Gegenstand besonderer Sorge; er ist oft krank. Um seine große Widerstandsfähigkeit auszudrücken, spricht L. vom zehnmaligen Eintreten einer Lungenentzündung, Übertreibungen, die das Kind oft zu machen liebt. (i) Die eingespritzte Flüssigkeit hat bei dem Kleinen wohl eine Infektion an der Injektionsstelle hervorgerufen, die die Mutter veranlaßt, weitere Injektionen ihre Zustimmung zu verweigern (j). — Sehr erheiternd wirkt die Beschreibung der ärztlichen Behandlung (k, l): der Arzt als großer, erwachsener Mann kann bei solch' kleinen Kindern nicht viel machen, die Behandlung muß ein junger Mensch unter seiner Aufsicht unternehmen; der versteht es besser, mit Kindern umzugehen, weil er selbst noch nicht so alt ist. — Der weiteren Schilderung ist zu entnehmen, daß es der Mutter nicht immer leicht fällt, ihre Kinder zu ernähren. Beim Hinweis der Kinder auf bessere Verhältnisse anderer Leute vertröstet sie sie auf die Zukunft, in der sie es auch einmal besser haben werden (m). — Wie sehr mit jedem Pfennig gerechnet werden muß, zeigt die letzte Bemerkung (n): es wird schon etwas besser gehen, wenn der Kleinste nicht mehr täglich seine Milch haben muß. Die Kinder lernen schon früh das Sorgen ums tägliche Brot kennen; das Denken wird auf die Lösung praktischer Fragen eingestellt.

Wir wenden uns jetzt wieder den Normalschülern zu.

Hans-Joachim C. 9 ; 6 (Normalschule, 4. Schuljahr).
Dieser Knabe gehört zu den Begabtesten der Klasse.

(19)   I. Gespräch.

X: Du kennst doch einen Schmetterling und auch eine Fliege? H: Ja. X: Ist das dasselbe, Schmetterling und Fliege? H: Nein. Ein Schmetterling hat ja viel größere Flügel und dann gibt es weiße und bunte (a). Und dann gibt es giftige Fliegen, die haben so was Grünes an sich (b). Dann gibt es noch andere. Und eine Fliege ist auch viel kleiner (c); und Schmetterling läßt man ruhig fliegen und Fliegen fängt man, wenn sie im Zimmer sind, wenn es giftige sind (d). In diesem Jahre habe ich schon viele Schmetterlinge gesehen und einen bunten im Schrebergarten, der flog dicht vorbei, aber gefangen habe ich ihn nicht (e). X: Was frißt der Schmetterling denn? H: ... das weiß ich nicht, das hab' ich noch nicht gesehen (f). X: Aber die Fliegen? H: Die frißt immer so Kuchenkrümel und sowas, was auf dem Tisch ist, aber das ist beinahe gar nicht zu sehen, was sie davon gegessen hat; die ist ja auch sehr klein (g). X: Was meinst du nun wohl, was der Schmetterling fressen könnte? Kannst du dir das vielleicht denken (h)? H: In den Blumen sitzt er manchmal, ob er da Honig herausholt (i)? X: Ja, wie die Biene.

D i s k u s s i o n.

(a—d) H. hört nicht eher mit dem Vergleichen beider Insekten auf, bis er glaubt, sämtliche Unterschiede herausgestellt zu haben;

die gestellte Aufgabe schafft eine Determination für den Denkverlauf. — Ein Abschweifen des Denkens erfolgt in (e). H. hebt
besonders hervor, daß er den Schmetterling nicht fing, trotzdem er
dicht an ihm vorbei flog, er ist sich bewußt, eine gute Tat dadurch
vollbracht zu haben, daß er sich einen Wunsch versagte. — (f) H.
überlegt einen Augenblick, sucht dann aber nicht nach irgendeiner
Antwort, sondern bekennt freimütig, daß er nicht wisse, was der
Schmetterling frißt. Dieses Nichtwissen beunruhigt ihn nicht, denn
er kann nicht wissen, was er noch nicht gesehen hat. — (g) Die
Nahrung der Fliege ist ihm bekannt. — (h): X. versucht, ihn noch
einmal zum Nachdenken zu veranlassen und H. folgert nun aus dem
Tatbestand, daß der Schmetterling manchmal auf den Blumen sitzt,
daß er Honig fressen könne (i). Die Prämissen des Schlusses
werden in diesem Denkprozeß wohl gelautet haben: Die Biene sitzt
auf den Blumen und frißt Honig, der Schmetterling sitzt auch
manchmal auf den Blumen. Schlußsatz: Vielleicht frißt er auch
Honig. Ein Gefühl der Gewißheit konnte nicht vorhanden sein,
da der Schmetterling nur manchmal auf den Blumen sitzt, deshalb
H.s Frage.

(20) II. G e s p r ä c h.

X: Was ist denn eine Rose? H: Eine Blüte oder eine Blume (a).
X: Wie sieht sie denn aus? H: Rote, es gibt dunkelrote und hellrote und
mehr rosa und dann auch mehr hell-gelblich, so bräunlich und gelb (b).
X: Beschreibe mir mal eine Rose. H: Eine Rose ... am Stiel sind kleine
Blätter so und dann auch Stacheln; da kann man sich leicht dran stechen,
wenn man nicht drauf achtet. Oder man hat eine verfrorene Rose heraus-
genommen und Jungens wollen eine Rute machen und man nimmt sie einfach so heraus und dann kann man sich leicht stechen (c). Hat genau solche
Stacheln wie die Stachelbeeren (d). Die Rose ist so rund; die Tulpe geht
so hoch hier (zeigt mit beiden Händen die Form einer Tulpe) und die Rose
ist so rund (e). Wenn die Rose verblüht ist, fallen die Blätter ab, genau wie
bei jeder anderen Blume.

D i s k u s s i o n.

(a) Spontan erfolgt Angabe des Oberbegriffes. (b) zeigt die
gute Beobachtungsgabe des Knaben. — Der Beschreibung der Rose
flicht er ein kleines Erlebnis ein, das ihn die Stacheln des Rosen-
stocks in unangenehmer Erinnerung behalten ließ (c). — (d, e) Hier
bringt H. die Rose in Beziehung zu anderen Pflanzen; vielleicht
perseveriert noch die durch das erste Gespräch geschaffene gedankliche Einstellung auf den Vergleich.

Rolf Sch. 9 ; 10 (Normalschule, 4. Schuljahr).
Der Knabe gehört zu den Begabtesten der Klasse.

(21) I. G e s p r ä c h.

X: Du kennst doch einen Schmetterling und auch eine Fliege? R: Ja.
X: Welcher Unterschied besteht zwischen Schmetterling und Fliege? R: Fliege

ist kleiner; der Schmetterling ist größer (a). X: Ist sonst noch ein Unterschied da? R: Ja. Schmetterling ist bunt und die Fliege ist nur einfarbig, schwarz (b). X: Was frißt denn der Schmetterling und was die Fliege? R: Der Schmetterling ... kleine Würmer sonst ... nee, die Blätter, die saugt er an (c). X: Wo sitzt der Schmetterling meist? R: Auf Brennesseln, Taubnesseln, auf den Blättern ... ich glaube auf den Blättern (d). X: Sitzt er nicht manchmal auch auf Blüten? R: Ja, dann holt er sich den Saft daraus (e). Ach so, ich sagte erst, von Blättern frißt er den Saft davon (f). X: Was frißt denn die Fliege? R: Schweigt. X: Hast du noch keine Fliege fressen gesehen? R: Nein. Wir haben aber keine Frösche (g). Das Hotel „Zum Frosch" da fangen wir immer Fliegen für, die haben Frösche (h). X: Wieviele denn? R: Zwei. In solchem Kasten drin, dann geht da solche Leiter herauf und da springen sie immer heraus. Froschbrot gibt es da auch. X: Schmeckt das gut? R: Och, das hab' ich noch nicht probiert, aber Vater meint, das schmeckt nicht besonders. X: Die Frösche fressen also Fliegen, aber was fressen denn die Fliegen? R: Gesehen hab' ich das noch nicht (i). X: Wo sitzen denn die Fliegen meist, wenn du sie fängst? R: Auf Marmelade hauptsächlich; die fressen sie denn (j).

Diskussion.

(a, b) Die hauptsächlichsten Unterschiede der beiden Insekten werden herausgestellt. — (c—f) Sehr gut läßt sich hier der Denkverlauf verfolgen: (c) zuerst Überlegung: „Was mag er wohl fressen?", „kleine Würmer" erscheint ihm das Nächstliegende, wird aber verworfen, als ihm einfällt, wo der Schmetterling sich gewöhnlich aufhält: da könnte er die Blätter ansaugen. Die weitere Frage läßt R. die Gewißheit dieses Schlusses schwinden, das „ich glaube auf den Blättern" klingt etwas zaghaft (d). — (e) Jetzt wird ihm die Gewißheit, daß sich der Schmetterling nur aus den Blüten Saft holen kann; er berichtigt die frühere Aussage: „Das stimmt ja also nicht, was ich zuerst gesagt habe" (f). — (g, h) R. sucht hier anscheinend ein weiteres Nachdenken zu umgehen, indem er sich dem assoziativ Angeklungenen hingibt und verschiedene Sachverhalte über Frösche und Fliegen reproduziert. — (i) Hier betont er wieder, daß er die Fliege noch nicht habe fressen sehen, schließt aber dann analog dem vorher beim Schmetterling Erfahrenen: auf dem sie sitzen, das fressen sie. (j).

(22)   **II. Gespräch.**

X: Glas kennst du doch und Holz auch? R: Ja. X: Welcher Unterschied besteht zwischen Holz und Glas? R: Holz geht nicht so leicht kaputt als Glas; Glas geht leichter kaputt (a). Dann ist Glas durchsichtig und Holz ist nicht durchsichtig (b). Holz kann man zum Buffet und solchen Sachen verwenden und Glas für Fenster zum durchgucken (c). Durch Glas geht Licht durch und durch Holz geht kein Licht durch (d).

Diskussion.

(a, b, c, d) Ein guter Vergleich mit Herausstellung der hauptsächlichen Verschiedenheiten; auch Anwendungsmöglichkeiten von Holz und Glas werden erwähnt. Die Eigenschaften des Glases analysiert R. in Durchsichtigkeit: man kann durchgucken, und Lichtdurchlässigkeit.

(23)   III. Gespräch.

X: Was ist ein Pferd? R: Ein Pferd, das ist ein... (e) Das zieht einen Wagen sonst immer.... (b) wenn etwas Schweres drauf liegt, zieht es den Wagen immer (b). Dann gibt es noch Reitpferde, da wird drauf geritten sonst und Rennpferde, das ist so ziemlich dasselbe (c). X: Wie sieht denn ein Pferd aus? R: Das ist ganz verschieden: braun-weiß oder schwarz und braun öfters (d). Es gibt auch ganz schwarze Pferde mit einem weißen Fleck oder hier vorne beim Gesicht ist so'n weißer Flecken drin (zeigt mit der Hand an seine Backe) (e). X: Kannst du mir ein Pferd beschreiben? R: Es hat Hufeisen unter; es hat vier Füße und dann ist es viel größer als wie die Menschen und es ist auch brauchbar überall zu, besser als ein Esel und diese anderen Tiere (f). Dann ist es ziemlich lang, ungefähr so lang wie diese Kiste hier (zeigt auf eine Kiste), etwas länger glaub' ich wohl (g). Dann hat es auch einen Schwanz hinten, den hält es öfters so hoch und wenn man es hinten dran kitzelt, dann schlägt es mit den Hufeisen aus (h). X: Das hast du wohl auch schon versucht? R: (j). Ja. X: Hat es denn ausgeschlagen? R: Ja, ich bin aber rasch weggelaufen (k). X: Was frißt das Pferd denn? R: Hafer und Heu, das Stroh glaub' ich nicht so. X: Was ist das Pferd nun eigentlich? R: Was es ißt? Hafer (l). X: Nein. ... R: Ach, was es ist? so... (m) das ist ein nützliches Tier (n). Das ist was ganz anderes als wir (o). R: Warum denn? R: Weil es viel größer ist und stärker (p). X: Wenn wir nun auch groß und stark wären? R: Wir hätten, glaub' ich, dann auch nicht den Wagen gezogen, hätten lieber was anderes gemacht. X: Warum ist das Pferd noch anders als der Mensch? R: Weil es etwas anderes frißt, was ganz anderes (q). Brot kann das Pferd nicht so anfassen (r). Ich hab' schon gesehen, daß Pferde Brot fressen, aber gewöhnlich die meisten Pferde kriegen Hafer und Heu. X: Was ist noch anders beim Pferd als beim Menschen? R: Es hat Hufeisen unter seinen Füßen und es kann nicht so gehen wie wir; es hat vier Beine (s). X: Welcher Unterschied besteht noch? R: Es kann nicht sprechen (t). Wir können ja sprechen. Aber die Pferde unter sich verstehen sich, durch das Schnaufen, glaub' ich... nee... ja, das kann ganz gut sein, ebenso wie bei den Hunden, wenn die bellen, dann sprechen sie, glaub' ich, auch (u). X: Vergleiche noch mal weiter. R: Laufen kann es ja auch so wie wir (v). Es kann auch ebenso gut hören und gehen... ach nee... das ist ja beinahe dasselbe (w). Es macht was anderes als wir. Es zieht den Wagen weit weg, das hab' ich ja erstens schon gesagt (x). Wenn da auf dem Wagen eiserne Tonnen drauf sind, Schweres von Eisen, da muß es ja ganz langsam den Berg heraufziehen; wenn der Kutscher es dann schlägt mit der Peitsche, das ist eine Quälerei (y). Hab' ich schon mal auf dem Patriotischen Weg gesehen, da waren schwere Tonnen drauf und wie Eis und Schnee war (z). Aber das Pferd kann das nicht tun, was wir tun (aa). X: Warum nicht? R: Es kann ja mit den Füßen nicht essen, so wie wir das Brot in den Mund stecken, das nimmt es ja mit dem Mund (bb). Er geht auf vier Beinen und wir nur auf zwei; haben wir dafür zwei Hände (cc).

Diskussion.

(a) Ein Versuch, einen Oberbegriff zu bilden, der aber mißlingt; es erfolgen Zweckangaben (b, c) — (d, e). Die Farbe der einzelnen Pferde wird ganz ausführlich beschrieben. — (f) Das

Inbeziehungsetzen mit anderen Wesen, hervorgerufen durch die vorher gesetzte determinierende Tendenz, die noch perseveriert, wird auch bei dieser Beschreibung durchgeführt. — (g) Die Länge der Sandkiste, die R. hier meint, stimmt mit der Länge des Pferdes überein. — (h) R. hat mit den Pferden schon nähere Bekanntschaft geschlossen und spricht hier von seinen Erfahrungen. Seine Bemerkungen reizen X. zum Lachen und zum weiteren Eingehen auf diese (i). R. gesteht sehr vergnügt seinen Streich ein (j, k). — (l) R. scheint die vorher gestellte Frage wohl richtig verstanden zu haben, er läßt es auch nicht zu einer Wiederholung derselben kommen, das Denken hatte aber die ihm ordnungsgemäß erscheinende Antwort noch nicht bereit und schiebt Zwischenglieder ein (l, m). Es verläßt sich darauf, daß im Dispositionellen in der gewonnenen Zeit das gegebene Problem weiter wirkt und zur spezifischen Reaktion führen wird. Eine kleine Pause muß er auch noch einschieben (so . . .), dann erfolgt sogar die Angabe einer vollwertigen logischen Definition: Gattungsbegriff und spezifische Differenz. (n). — (o) Wieder ein Vergleich! X. läßt darauf die Unterschiede von Tier und Mensch herausstellen. (p, q, r, s) Physische Unterschiede fallen zuerst ins Auge: das Pferd ist größer (r), es frißt etwas anderes (q), es kann nichts anfassen (r) und auch nicht so gehen wie wir (s). Dann wird ein psychischer Unterschied erwähnt (t), der dem Knaben aber nicht so groß zu sein scheint. Die Pferde haben auch Ausdrucksbewegungen, durch die sie sich miteinander verständigen können und zwar durch das Schnaufen. Zweifel, die an der Richtigkeit dieser Behauptung auftauchen, werden durch den folgenden Analogieschluß zum Teil, aber doch nicht ganz, zerstreut (u). — Auf X.s Aufforderung stellt R. beide Begriffe nochmals einander gegenüber, ein Anlauf zu einem systematischen Herausstellen der Gleichheiten (v, w), bei dem das Denken die Aussagen scharf kontrolliert, wird genommen. — (x) R. wird jetzt etwas ärgerlich, daß er früher Gesagtes wiederholte und läßt sich durch assoziativ auftauchende Sachverhalte, die für ihn affektbetont sind (y, z), abhalten, weitere Beziehungen herzustellen. — (aa) Jetzt greift das Denken das vorherige Thema doch wieder auf: einige schon früher festgestellten Unterschiede werden erneut vorgebracht (bb, cc).

§ 3 Gespräche mit ca. 10—12 jährigen Kindern über konkrete und abstrakte Begriffe.

Paula A. 10 ; 10 (zweitoberste Hilfsschulklasse).
Das Kind gehört zu den Mittelbegabten.
(24)   I. Gespräch.
X: Was ist das denn, eine Zange? P: Zange? Ist eine Kneifzange (a).
X: Was tut man mit der Kneifzange? P: Tut die Nägel herauskneifen.

X: Woraus ist die Zange denn gemacht? P: Aus Eisen. X: Wie sieht sie
denn aus? Beschreibe sie mir mal. P: So schwarz (b). X: Nicht wie die
Farbe der Zange ist, sondern wie sie sonst aussieht, was alles an ihr ist.
P: Da ist so'n Ding dran, wo man mit anfassen muß (c). X: Ist das nur
ein Ding? P: Nein zwei (d). X: Und was ist noch daran? P: Und noch
zwei Dinger (e). X: Wie sehen diese Dinger denn aus? P: (lacht ver-
legen) (f). X: Zeig mal mit den Fingern. P: Zeigt die obere Rundung der
Zange (g). X: Was sind Hämmer, Zangen und Sägen (h)? P: Säge tut man
Holz sägen (i). X: Weißt du, wie der Kasten heißt, in den man diese
Sachen hineintut? P: Nadelkasten (j)? X: Nein, ein Nadelkasten ist das
nicht. Hat dein Vater denn nicht einen solchen Kasten? P: Waisenvater?
X: Ach, du bist im Waisenhaus? P: War ich zuerst; ich bin jetzt bei meiner
Mutter. X: Hast du denn keinen Vater mehr? P: Nein, ich hab' jetzt den
zweiten (k). X: Und der hat keinen Kasten, in dem Zange und Hammer
sind? P: Nein (l). Dienstag bin ich aus dem Waisenhaus gekommen, da
war noch März (m). X: Wo gefällt es dir denn besser? P: Im Waisenhaus
und zu Hause (n). X: Du bist aber ein kleiner Schlauberger. P: Ich bin
auch gerne im Waisenhaus, da hat Waisenvater und -mutter mich immer
gerne gehabt, weil ich in der Küche geholfen habe (o).

Diskussion.

Ein Oberbegriff für Zange wird von den Hilfsschülern auf obige
Frage nicht spontan gefunden; P. gibt nur eine bestimmte Art von
Zange als Definition an; es liegt darin gewissermaßen eine Zweckangabe: eine Zange zum Kneifen (a). Der Aufforderung, eine
solche Zange zu beschreiben, kommt P. nicht nach, da sie nicht
weiß, wie X.s Worte zu deuten sind (b). Eine einfachere Formulierung veranlaßt das Kind aber zu einer Beschreibung (c, d, e, g).
Es empfindet dabei die Armut des sprachlichen Ausdrucks, dieses
Ding anschaulicher darzustellen (f) und ist erfreut, daß ihm erlaubt
wird, die Ausdrucksbewegungen der Hände zuhilfe zu nehmen (g).
— (i) P.s Denken weist keine bestimmte Einstellung zur Generalisation auf. Der Frage (h) wird nur der Begriff „Säge" entnommen und der Zweck dieses Werkzeuges herausgestellt. — Ein
Versuch, das Kind allmählich den Oberbegriff „Werkzeug" finden
zu lassen, führt nicht zum Ziel, da P. dieses Wort unbekannt ist.
(j, l). — (k) Das Denken ist hier vielleicht gar nicht so unlogisch,
wie es, nach dem sprachlichen Ausdruck zu urteilen, erscheint:
einen richtigen Vater hat P. nicht mehr, der zweite ist ja nur der
Stiefvater. — (m) Am 17. April berichtet sie, daß sie am Dienstag,
als es noch März war, aus dem Waisenhaus entlassen worden sei.
Eine genauere Zeitangabe ist ihr nicht möglich. — (n) P. ignoriert
den Komparativ vollständig: im Waisenhaus war man auch gut zu
ihr, deshalb gefällt es ihr dort so gut wie zu Hause (o).

(25)   II. Gespräch.

X: Kannst du mir auch sagen, was Neid ist? P: Wenn man so was
sagt, so ... (a). X: Na, erzähl mir mal, wie das ist, wenn man neidisch ist.

P: Wenn sie sagen, ich kriege aber Bonbons, dann sagen die, du hast nur Neid (b). X: Wer hat denn Neid; der sagt, daß er Bonbons kriegt (c)? P: Ja das ist die... wie heißt die nochmal? Die Lene B., die (d). X: Hat die denn auch Bonbons gekriegt? P: Ja, manchmal, aber nicht so oft. Wir kriegen nicht so oft Bonbons. X: Kannst du mir noch etwas erzählen, wie es ist, wenn man neidisch ist? P: Schweigt. X: Wenn nun ein Kind ein schönes Kleid anhat? P: Ach, ja (e)! X: Erzähl mir mal, wie das dann ist. P: Dann haben sie Neid (f). X: Wer hat denn Neid? P: Die anderen Mädchen (g). X: Wenn diese anderen Mädchen nun auch ein schönes Kleid anhaben? P: Dann haben sie keinen Neid, aber andere Kinder (h).

Diskussion.

(a) P. geht mit gutem Willen an ihre Aufgabe heran, kommt aber nicht zum Ziel. — (b) Auf X.s Aufforderung wird ein Beispiel für das Neidischsein angegeben. Der Satz bedarf der Ergänzung; er soll lauten: „Wenn sie sagen, ich krieg aber Bonbons, so sagen diejenigen, die etwas Begehrenswertes besitzen, ihr habt ja nur Neid" (c). — (d) zeigt das konkrete Denken, das an einen bestimmten Fall ihres kindlichen Erlebens anknüpft. — (e) Ein Ausruf, der bekundet, daß es dem Kinde sehr einleuchtet, daß man in einem solchen Falle Neid verspüren könnte. — (f, g, h) Diese Angaben zeigen, daß P. mit dem Begriff Neid vertraut ist.

(26)   III. Gespräch.

X: Weißt du auch, was Mitleid ist? P: Schweigt (a). X: Wann ist man denn mitleidig? P: Wenn sie sich zanken, dann (b). X: Ist man mitleidig, wenn sie sich zanken? P: Nein. X: Wann kann man mitleidig sein? P: Das hab' ich noch alles vergessen, sonst wußt ich das rasch (c). X: Das brauchst du gar nicht rasch zu wissen, überlege es nur ganz langsam. P: Schweigt. X: Wenn nun ein kleines Kind hinfällt und schneidet sich an einem Stück Glas, das auf der Erde liegt? P: Dann sagt man: „Oh, das kleine Kind, das tut mir richtig leid" (d). X: Siehst du, dann hat man Mitleid. Weißt du noch etwas? P: Wenn man hinfällt und hat mal ein Bein gebrochen, dann sagt man: „Oh wie tut mir das leid" (e). X: Sagst du das, wenn du dir ein Bein gebrochen hast? P: Nein, die Anderen sagen das (f).

Diskussion.

B o b e r t a g, der sich die drei abstrakten Begriffe: Mitleid, Neid, Gerechtigkeit von seinen Normalschulkindern erklären ließ, führt aus (a. a. O., S. 118), daß Mitleid aus naheliegenden Gründen am leichtesten, Gerechtigkeit am schwersten zu erklären sei. Es findet sich bei unseren Hilfsschulkindern, daß dieselben den Begriff Neid meist richtig beschreiben, während die Ausdrücke Mitleid wie auch Gerechtigkeit durch Beispiele erklärt werden, die zeigen, daß das Denken diesen Begriffen noch nicht die richtigen Sachverhalte zuordnet. Mitleid wird z. B. für leidtragen, traurigsein, Gerechtigkeit für rechttun, etwas Richtiges tun, verwendet. Das Kind kennt ein Mitleidig-Sein, fühlt auch sehr wohl, wenn es ungerecht behandelt wird, aber unbekannt ist ihm der sprachliche Ausdruck. Das Wort Mitleid wird es nicht weniger oft gehört haben als Neid, trotzdem ist ihm nur letzteres bekannt. Ganz abgesehen davon, daß Neid im Gefühlsleben des Kindes eine größere Rolle zu spielen scheint als das Mitleid (welches Mädchen beneidete nicht das andere um ein schöneres Kleid, welcher Knabe nicht den anderen um einen schöneren Fußball u. dgl. m.?), scheint dieser Begriff deshalb sich dem kindlichen Denken besser einzuprägen, sich mit richtigen Sachverhalten zu verbinden, weil er ein isolierterer ist, von anderen besser unterschieden werden kann.

(a, b) P. kennt den Begriff „Mitleid" auch nicht; sie weiß nichts mit der Frage anzufangen und gibt etwas an, was ihr gerade einfällt. — (c) Minderwertigkeitsgefühle lassen das Kind ganz unglücklich sein, daß es nicht so schnell eine Lösung findet. — (d) Es zeigt sich hier, daß P. den Gefühls- bezw. Vorstellungskomplex „Mitleid" ganz gut kennt. — (e, f) P. bildet analog dem vorigen ein neues Beispiel. Das Operieren mit unpersönlichen Fürwörtern ist für manche Hilfsschulkinder ein etwas schwieriges Unternehmen; sie setzen in ihren Aussagen für verschiedene Personen bezw. Dinge dieselben Pronomina ein (wie P. in e) oder weisen den einzelnen Begriffen ganz falsche Pronomina zu. Der Gebrauch dieser Fürwörter scheint ein abstrakteres Denken zu erfordern als es die meisten Hilfsschulkinder fähig sind.

(27) IV. Gespräch.

X: Weißt du auch, was Gerechtigkeit ist? P: Schweigt (a). X: Das ist aber schwer, nicht? P: Ja (lacht). X: Was ist denn Ungerechtigkeit? P: Wenn man ungezogen ist (b). X: Wenn man ungezogen ist, dann tut man etwas, was nicht recht ist, Ungerechtigkeit ist aber etwas anderes... P: Ungezogen (c)? X: Nein, das ist nicht ungezogen. Wenn ich nun 5 Äpfel habe und gebe einem Mädchen drei und einem anderen nur zwei. Was kannst du mir darüber sagen? P: Dann haben Sie gar keine (d). X: Ich habe zu Hause noch welche. Aber was kannst du mir darüber sagen, daß ich dem einen Mädchen drei Äpfel und dem anderen nur zwei gegeben habe? P: Das ist ungerecht (e)? X: Ja. Warum ist das wohl ungerecht? P: Dann sagen sie: „Boh, die hat drei und ich hab' nur zwei, das ist doch richtig Pfuscherei." So sagen sie auch manchmal im Waisenhaus immer (f).

Diskussion.

(a, b) Gerechtigkeit ist für P. auch ein unbekannter Begriff. Das Wort Ungerechtigkeit führt sie durch Klangassoziation zu „ungezogen" (c). — (d) Eine ganz richtige Antwort, die aber das Verhältnis von X. zu den beiden Mädchen ganz unberücksichtigt läßt. — P.s Antwort klingt zaghaft; sie weiß nicht, ob ihre Annahme stimmt (e). — (f) Das Kind beginnt, dem Begriff Ungerechtigkeit Sachverhalte zuzuordnen; es wird noch viele solcher Sachverhalte mit ihm verbinden müssen, ehe es einen Allgemeinbegriff zu bilden imstande sein wird.

Karl A. 11 ; 8 (zweitoberste Hilfsschulklasse).
Karl gehört zu den Schwachbegabten der Klasse.

(28)   I. Gespräch.
X: Weißt du, was eine Zange ist? K: Ja. X: Was ist denn eine Zange? K: Da zieht man mit die Nägel heraus (a). X: Wie sieht sie denn aus? K: Ist oben ein bißchen so scharf und so flach und dann unten bißchen so schmaler und dann sind zwei Griffe dran, wo man anfassen kann (b). X: Woraus ist die Zange denn gemacht? K: Aus Guß und aus Eisen (c). X: Zangen und Hämmer und Sägen, was sind das? K: Das sind Werkzeuge (d). X: Woher weißt du das denn? K: Das haben wir selber, wir haben ganz viele Werkzeuge.

Diskussion.

(a) Eine Zweckangabe. — (b) K. gibt nach einer im Bewußtsein gegebenen Vorstellung eine Beschreibung, die ganz gut ausfällt. — (c) Er hat vielleicht einmal etwas vom Gußeisen gehört und bringt nun hier sein Wissen an. — (d) Die einzelnen Arten werden einem Oberbegriff untergeordnet.

(29)   II. Gespräch.
X: Weißt du, was Neid ist? K: Wenn einer nichts mitkriegt, dann hat er Neid (a). X: Auf wen ist er dann neidisch? K: Wenn einer ein schönes Kleid anhat und der Andere keins, dann ist er neidisch (b). X: Kannst du mir noch ein anderes Beispiel sagen, wann man auch neidisch ist? K: Wenn einer einen neuen Anzug anhat und der andere hat einen ganz schmierigen Anzug, alte Pluten, dann ist er neidisch (c).

Diskussion.

(a) K. bringt eine gute Erklärung des Begriffes Neid, die von einer allgemeineren Beschreibung ausgeht und durch zwei konkrete Beispiele ergänzt wird (b, c).

(30)   III. Gespräch.
X: Was ist Mitleid? K: Schweigt. X: Wann hat man denn Mitleid? K: Wenn einer gestorben ist, dann hat man Mitleid (a). X: Wer hat dann Mitleid? K: Wenn einer gestorben ist. X: Der gestorben ist hat doch kein Mitleid; der ist tot. K: Ja, aber der Vater (b). X: Warum hat der Vater denn Mitleid? K: Daß er gestorben ist, oder wenn die Mutter gestorben ist oder die Oma oder der Opa (c). X: Wenn nun der Opa gestorben ist, wer hat dann Mitleid? K: Die Oma (d). X: Wie ist das denn, wenn sie Mitleid hat? K: Dann weint die Oma (e). X: Die Oma ist dann sehr traurig und es tut ihr sehr leid, das ist aber kein Mitleid. Wann ist denn jemand mitleidig? K: Wenn einer verreisen geht. X: Wer ist dann mitleidig? K: Die Schwester oder die Mutter. X: Warum meinst du, daß sie mitleidig seien? K: Weil er weggeht (f). X: Mitleid hat man mit jemandem, der traurig ist oder der sich weh getan hat. Wenn der Bruder verreist, dann kann man mit ihm kein Mitleid haben, denn er ist gar nicht traurig, sondern ganz vergnügt. Wann hat man mit jemandem Mitleid? K: Wenn einer unter das Auto gekommen ist oder unter ein Pferd oder die Straßenbahn (g).

Diskussion.

Bobertag erwähnt in seinen Ausführungen über: „Erklären abstrakter Begriffe" (a. a. O., S. 117 ff.), daß jüngere Kinder meist der Ansicht seien, man müsse mit dem Gestorbenen Mitleid haben. (a—e) Hier hat es nicht den Anschein, als ob K. glaubt, daß man mit einem Verstorbenen Mitleid haben müsse. Ein Beweis bildet auch das folgende dem ersten analoge Beispiel, bei dem K. annimmt, daß man Mitleid habe, wenn einer verreise. Es kommt kaum vor, daß ein Kind, das verreist, von den Kameraden bedauert wird; man beneidet es vielmehr. K. spricht auch nur von der Trauer der Zurückgebliebenen (f). Der Begriff Mitleid ist ihm ganz unbekannt; er verwechselt ihn mit Traurigsein oder Leidtun. — (g) Trotz der etwas abstrakten Erklärung des Begriffs, findet K. jetzt schnell einige richtige konkrete Beispiele. — Eine Anwendung der unpersönlichen Fürwörter fällt auch diesem Kinde nicht leicht (a).

(31) **IV. Gespräch.**

X: Was ist denn Gerechtigkeit? K: Schweigt. X: Wie ist das denn, wenn man gerecht ist? K: Wenn man alles richtig gesagt hat (a). X: Dann ist man nicht gerecht, dann hat man die Wahrheit gesagt. Wie ist es denn, wenn man ungerecht ist? K: Wenn sich die Anderen nicht vertragen können (b). X: Dann sind sie ungezogen und das ist unrecht von ihnen. — Wenn nun hier zwei Jungen im Zimmer wären und ich gäbe dem einen zwei und dem anderen vier Bonbons, wie wäre das wohl? K: Das ist ungerecht (c). X: Was ist nun gerecht? K: Wenn der andere auch dasselbe hat (d). K: Kannst du mir noch ein Beispiel erzählen? K: Wenn einer nicht so schnell fährt mit'm Auto und leise fährt, wenn jemand über die Straße geht (e). X: Ich weiß nicht, ob du das Richtige meinst. Erzähle mir noch ein anderes Beispiel. K: Wenn einer ein Auto kriegt und der andere kriegt zwei (f). Ich hab zwei Autos gekriegt, eins, das läuft nicht mehr, das muß man schieben (g). X: Das hast du wohl zu gut aufgedreht? K: Ja, übergedreht. X: Wann hast du die Autos denn gekriegt? K: Über Ostern, das ist schon lange her (h).

Diskussion.

K. kennt die Bedeutung des Ausdrucks „Gerechtigkeit" nicht. Eine Klangassoziation läßt ihn „gerecht" mit „richtig" verwechseln (a). — (b) Ungerechtigkeit ist ihm mit Unrecht identisch (b). — (c) Diese Erwiderung mußte zwangsläufig so lauten, (d) zeigt aber, daß der Junge jetzt dem Wort „gerecht" richtige Sachverhalte zuordnet. — (e) Das Beispiel ist nicht ganz eindeutig. Es kommt vor, daß Kinder es als eine Ungerechtigkeit der Gesetzgebung, bezw. der Polizeiverordnung, empfinden, daß die Fußgänger den Automobilen immer ausweichen müssen. Vielleicht nimmt K. hier an, daß es gerechter wäre, wenn die Automobile, wie es an vielen Verkehrsplätzen auch geschieht, ihr Tempo verlangsamen müßten, wenn Fußgänger die Straßen überqueren wollen. — (f) Ein dem von X. angegebenen analoger Fall wird als Beispiel gebracht. Assoziativ schließen sich K.s Aussagen über seine beiden Automobile an, mit denen er zu Hause spielt (g). — (h) Auch K. ist es nicht möglich, bestimmte Zeitangaben zu machen. „über Ostern" soll anscheinend, da erst zwei Wochen seit Ostern verflossen sind, eine Zeit vor Ostern bezeichnen. Die Zeitstrecke hat für ihn etwas Räumliches, man muß über Ostern hinüber, wie man sonst einen Berg übersteigt.

Willi K. 13 ; 3 (zweitoberste Hilfsschulklasse).
W. gehört zu den schlechtesten Schülern.

(32)   I. Gespräch.
X: Du kennst doch eine Zange? W: Ja. X: Was ist das denn? W: Kann man mit arbeiten (a). X: Was arbeitet man denn damit? W: Nägel herausmachen. X: Wie sieht die Zange denn aus? W: Schwarz. X: Woraus ist sie denn gemacht? W: Aus Eisen. X: Beschreibe sie mir mal etwas. W: Blank (b). X: Was ist denn so an der Zange? W: Sie ist sehr scharf (c). X: Wo faßt man sie an? W: Wo man sie anfaßt? X: Ja. W: An Stangen (d). X: Was sitzt denn oben an diesen beiden Stangen? W: So'n rundes Ding sitzt da oben dran (zeigt mit der Hand) (e). X: Wie nennt man Zangen, Hämmer und Sägen? W: Arbeitswerkzeuge, kann man gebrauchen (f). X: Habt ihr solche zu Hause? W: Ja, kann man gebrauchen zum Arbeiten.

Diskussion.

(a) Eine unbestimmte Zweckangabe. — Die Beschreibung gelingt nur unvollständig (b—e). — (f) Eine Angabe des Oberbegriffs erfolgt schnell; der Ausdruck ist dem Knaben gut bekannt.

(33)   II. Gespräch.
X: Was ist denn Neid? W: Schweigt. X: Wie ist es denn, wenn jemand neidisch ist? W: Wenn jemand mehr hat (a). X: Erzähle mir mal etwas über den Neid. W: Wenn einer besser angezogen ist, hat er Neid (b). X: Wer hat dann Neid? W: Der schmutzig ist (c). X: Wann kann man noch Neid haben? W: Wenn einer fleißiger ist als wie der andere (d). X: Wann noch? W: Wenn einer eine bessere Lehrstelle hat als wie der andere (e).

Diskussion.

W. bringt zuerst eine allgemeine Aussage über einen Fall von Neid (a) und ergänzt dann durch Angabe verschiedener konkreter Beispiele (b—e). (b) Auch hier wieder eine falsche Anwendung der Pronomina, die den Sinn des Ausgesagten unklar läßt. Das Denken scheint zu wenig zu analysieren, es trennt die einzelnen Gruppen nicht streng voneinander.

(34)   III. Gespräch.
X: Was ist Mitleid? W: Schweigt. X: Wie ist es denn, wenn jemand mitleidig ist? W: Schweigt. X: Wann ist denn jemand mitleidig? W: Wenn einer mehr hat (a)? X: Wenn einer mehr hat, dann ist man manchmal

neidisch, aber nicht mitleidig. W: Wenn sie egal angezogen sind (b)? X: Dann auch nicht. Wenn nun ein kleines Kind fällt und sich das Bein bricht und weint, was fühlt man dann? W: Dann kriegt man Mitleid (c). X: Wenn man mitleidig ist, dann ist man immer traurig mit jemandem, der auch betrübt ist oder Schmerzen hat. Kannst du mir jetzt erzählen, wann jemand mitleidig ist? W: Wenn beide Krach haben zusammen. X: Mit wem hat man dann Mitleid? W: Mit dem Anderen, den man nicht kennt. X: Warum hat man denn mit dem Mitleid? W: Weil er so stark ist und wenn er einen verhauen tut, den man nicht kennt, dann hat man Mitleid mit dem (d). X: Mit wem hat man dann Mitleid? W: Der verliert (e).

Diskussion.

W. bemüht sich mit großem Eifer, den Anforderungen gerecht zu werden; was soll er aber anfangen, wenn das Wort „Mitleid" trotz eifrigen Nachdenkens keine Bekanntheitsqualität annimmt? Es ist ganz interessant, wie er sich aus der für ihn unangenehmen Situation zu retten sucht. Er rät darauf los und zwar beginnt er mit einer schon vorher für „Neid" angegebenen Erklärung (a), die aber jetzt den Charakter eines Fragesatzes annimmt. Da X. diese Definition für unrichtig erklärt, versucht er es einmal mit einer Umkehrung des Inhalts eines vorher für Neid angegebenen Falles, die jeglichen Sinnes entbehrt (b). — (c) Diese Erwiderung konnte kaum anders lauten. — Ein etwas umständlich vorgebrachtes Beispiel bringt er doch zustande. Er kennt die Gefühle, die einen Besiegten bewegen, und hat Mitleid mit ihm (d, e).

(15)   **IV. Gespräch.**

X: Was ist denn Gerechtigkeit? W: Wenn einer richtig hat, das mit aufsagen (a). X: Wann ist denn jemand ungerecht? W: Wenn einer einem Anderen was tut und der hat nichts gemacht (b). X: Wenn ich nun zwei Jungen, die hier im Zimmer sind, Bonbons gebe und zwar dem einen zwei und dem anderen vier, wie ist das dann? W: Dann hat der Andere Mitleid, weil der eine nicht soviel gekriegt hat (c). X: Das ist richtig. Wie ist es denn aber von mir gehandelt? W: Unrecht; müssen beide egal haben (d). X: Das war ungerecht von mir. Was ist denn nun gerecht? W: Wenn Sie zwei Stück egal geben (e).

Diskussion.

(a) Hier wird nur ein klangähnliches Wort erklärt. — W.s Denken hat den Begriff „Mitleid" schon eingeordnet und wendet ihn jetzt richtig an. Ein Suchen nach Anwendungsmöglichkeiten scheint zu perseverieren; es läßt ein weiteres Durchdenken des Sachverhalts nicht zu und hindert W., zu erkennen, daß Mitleid hier ganz unangebracht ist, da der besser Bedachte dem anderen ja etwas abgeben könnte. — (d) Für W. gehört ein solches Handeln auch unter den allgemeineren Begriff „Unrecht." — (e) Das Denken scheint sich jetzt diesen Spezialbegriff angeeignet zu haben.

Es folgen jetzt einige Gespräche der Normalschüler, die gute Durchschnittsschüler sind.

Hermann P. 11 ; 2 (Normalschule, 6. Schuljahr).

(36)   I. G e s p r ä c h.

X: Was ist eigentlich eine Kneifzange? H: Eine Kneifzange, das sind zwei Stückchen Eisen, die wie ein Kreuz zusammengemacht sind (a). Und dann ist sie vorne breit, etwas scharf gemacht und in der Mitte ist sie mit einer Niete zusammen gemacht und man kann sie auf und zu machen (b). Es gibt auch noch andere Zangen, die sind drinnen mit Zähnen, wenn man Draht kneifen will (c). Die Rohrzangen, die sind vorne wie so'n spitzer Kolben und dann werden sie in das Rohr gemacht und aufgemacht und dann biegt sich das Rohr und dann kann das andere Rohr hineingesteckt und zugelötet werden (d). X: Hast du das schon mal gesehen? H: Ja, der Klempner gebraucht sie. Manchmal nimmt er auch einen Bohrhammer dazu, der ist vorne rund wie eine Kugel und an der anderen Seite ist eine viereckige Platte, da wird immer drauf geschlagen, daß das Rohr breiter wird (e). Den Hammer gebraucht man auch zum Auto. X: Woraus ist die Zange gemacht? H: Aus Eisen. Manchmal ist der Griff auch mit Hartgummi überzogen, wenn die Elektriker oben was bei der Leitung der Straßenbahn machen (f). Sie haben auch noch extra Gummihandschuhe; wenn sie sonst an die Leitung stoßen, würden sie gleich tot sein (g). X: Was sind denn Hämmer, Sägen und Zangen? H: Werkzeuge (h).

D i s k u s s i o n.

(a, b) H. bringt in fließender Sprache eine sehr gute Beschreibung der Kneifzange. Das Wissen über Zangen anderer Konstruktion wird auch aktualisiert und zum Ausdruck gebracht (c, d). — Der Junge hat dem Klempner bei der Arbeit mit Interesse zugesehen und sich Einzelheiten gut gemerkt (e). — (f, g) Auch über die Tätigkeit des Elektrikers ist er orientiert und besonders stolz darauf, daß ihm der Zweck des Isolierens der Zangengriffe bezw. der Hände der arbeitenden Leute bekannt ist. — (h) Die Angabe des Oberbegriffes erfolgt prompt.

(37)   II. G e s p r ä c h.

X: Was ist Mitleid? H: Wenn ein Tier geschlagen worden ist und ein anderer Mann steht dabei und es tut ihm leid, daß das Tier Schmerzen hat (a). X: Kannst du mir noch ein anderes Beispiel angeben? H: Wenn einer krank ist, da stehen die Leute bei ihm am Bett, da bemitleiden sie ihn auch wegen seiner Schmerzen (b). X: Was fühlen sie denn, wenn sie Mitleid haben? H: Ihnen ist dann auch so schwer auf dem Herzen; ihnen wird dann auch etwas krank; sie fühlen auch etwas davon (c).

D i s k u s s i o n.

(a, b) Zwei konkrete Beispiele, die zeigen, daß dieser Begriff in H.s Gedankenkreis verankert ist. — (c) Die Analyse des Gefühlskomplexes, der beim Mitleid vorliegen kann, ist H. sehr gut gelungen: Starke Unlustgefühle mit Organempfindungen, dem Druck auf dem Herzen, bewegen ihn beim Anblick eines leidenden Kranken. Diese beiden Komponenten erzeugen ein Totalgefühl des Elendseins, das dem des Leidenden in etwa analog ist.

(38) III. Gespräch.

X: Was ist Gerechtigkeit? H: Wenn Zwei sich irgend gestritten haben und einer soll es dann wieder gut machen, dann darf er nicht so seinem Freund beistehen und den einen verprügeln; er muß versuchen, die Beiden auseinander zu bringen (a). X: Weißt du noch ein anderes Beispiel? H: Wenn einer einen ermordet, dann muß er auch ermordet werden; daß steht wenigstens in der Zeitung (b). Wenn einer gestohlen hat und wird dabei abgefaßt, dann kriegt er wieder eine Strafe: das ist gerecht (c). Wenn der eine, vielleicht der Jüngste, alles kriegt und der Älteste kriegt gar nichts und er wird ganz streng gehalten und kriegt immer Schläge und der Jüngste wird so vorgezogen (d). X: Wie ist das? H: Das ist ungerecht.

Diskussion.

(a—d) Die Beispiele zeigen, daß sich für den Knaben mit dem Begriff „Gerechtigkeit" Sachverhalte verbinden, die den verschiedensten Gebieten angehören; er weiß vollständig mit diesem Begriff Bescheid.

Wilhelm H. 11 ; 9 (Normalschule, 6. Schuljahr).

(39) I. Gespräch.

X: Was ist Mitleid? W: Schweigt. X: Vielleicht kannst du mir ein Beispiel von Mitleid erzählen? W: Meine Schwester ist krank und ich vermisse sie oft zu Hause (a). Früher, als meine Schwester noch da war, da hatte ich nicht so viele Langeweile (b). X: Ich weiß noch nicht richtig, was du meinst. Wann hat man denn Mitleid? W: Wenn es einem schlecht geht (c). X: Meinst du, daß du mit dir selber Mitleid hast, wenn du nun nicht mit deiner Schwester spielen kannst? W: Nein, das geht nicht; meine Mutter, wenn es mir schlecht geht (d). X: Kannst du mir noch ein anderes Beispiel angeben? W: Wenn einer irgendwo nicht mit darf und der andere Junge darf mit oder der andere muß zu Hause bleiben (e). X: Wer hat dann Mitleid? W: Derjenige, der nicht darf, der hat mit dem anderen Mitleid (f). X: Wie ist das wohl, wenn man Mitleid hat, was fühlt man dann eigentlich? W: Dann ist man so traurig und man freut sich, daß man das nicht braucht, was der andere tun muß (g). Der andere möchte auch gerne mit, der krank ist oder so (h).

Diskussion.

W. holt, um den Begriff „Mitleid" zu erklären, etwas weit aus. Da er sich in den Mittelpunkt des Berichtes stellt: er vermißt die Schwester sehr, hat viel Langeweile ohne sie (b), nahm X. zuerst an, daß er sich für bemitleidungswürdig hielt, weil die Schwester nun nicht mehr mit ihm spiele. W. war aber wohl nur von seinem Gedankengang abgeirrt. Er wollte zuerst berichten, daß er seine Schwester bemitleide, kam dann aber auf sich zu sprechen, da die Lücke, die durch die Abwesenheit der Schwester entstanden war, ihm schmerzlich bewußt wurde. (c, d, e, f) zeigen, daß ihm die Bedeutung des Begriffs „Mitleid" bekannt ist. (g, h) W.s Analyse des Gefühlskomplex „Mitleid" geht von dem vorherigen Beispiel aus. Er fühlt gut heraus, daß hier ein Lust- und Unlustgefühl vorliegt: Man ist traurig, daß dem anderen der Wunsch versagt blieb, aber man freut sich auch zugleich, daß man selbst das Schöne erleben darf.

(40)   II. Gespräch.

X: Was ist Neid? W: Neid ist, was einer dem anderen nicht gern gönnen mag (a). Wenn ein Junge hier ein schöneres Auto, ein kleines Spielauto geschenkt bekommt und der eine möchte auch gerne eins haben, dann beneidet er den Jungen (b). X: Was fühlt man dann? W: Dann ärgert man sich und dann möchte man es ihm am liebsten abnehmen (c). Man denkt, du hast das Schönere.

Diskussion.

(a) W. versucht es zuerst mit einer Abstraktion. — Durch ein konkretes Beispiel veranschaulicht er dann aber das vorher Gesagte (b). — (c) Nicht nur ein Unlustgefühl, das passiv hingenommen wird, sondern auch der Wunsch, die Veranlassung zum Neid zu beseitigen, indem man den anderen seines Vorteils beraubt, wird wach.

3. Kapitel.

Überblick über die allgemeinen Ergebnisse.

In diesem Kapitel soll näher auf den Inhalt der kindlichen Welt sowie auf die Formen des kindlichen Denkens eingegangen werden, soweit sich aus unsern Gesprächen Aufschluß holen läßt.

Wir halten uns an die Einteilung, die D. und R. Katz in ihrem Buche (a. a. O., S. 223 ff.) durchgeführt haben und wollen zuerst die Objekte der kindlichen Welt betrachten.

Die in den obigen Gesprächen auftretenden, das Kind interessierenden Tiere, Menschen oder Gegenstände bilden nur einen verschwindenden Bruchteil dessen, mit dem sich die Kinder in Ernst und Spiel beschäftigen. Es sind solche Dinge, die assoziativ im Verlauf des Gespräches anklingen. Da sich aber das stärkste Interesse immer zuerst bemerkbar macht, kann man annehmen, daß diese Objekte zu den beliebtesten der kindlichen Welt gehören. — Von den jüngeren Kindern ließen wir uns die Begriffe „Puppe" und „Soldat" erklären; an diese schließen sich, da sie im Mittelpunkt der Erörterung stehen, andere Vorstellungsgruppen an. Wir wenden uns zuerst den debilen Kindern zu. Um die Puppe gruppieren sich bei den Mädchen andere Spielsachen, die mit dem Puppenspiel in engerem oder weiterem Zusammenhange stehen: Puppenwäsche, Puppenkleider, Puppenwagen, Puppenstube, Puppenbad, ein Kaufladen, in dem die Puppe den Platz als Verkäuferin einnimmt, kleine Teller und Förmchen, die als Puppengeschirr benutzt werden. E. (1) und L. (3), unsere beiden psychopathisch veranlagten Debilen, fragen noch nach einem Bilderbuch. E., sehr aktiv, rauh und von derber Körperkonstitution, scheint sich mehr mit dem Knabenspielzeug angefreundet zu haben. Sie erwähnt, daß sie ein Pferd besessen habe (1) und fordert X. auch auf, etwas über das Schaukelpferd zu berichten. Es fällt auf, daß dieses Kind zweimal von Musik spricht: (1) „Wir haben Musik" und (2) „Kannst mal kommen heute Nachmittag bei Mutter, die will gerne Musik". Vielleicht liebt es die Musik, weil sie beruhigend wirkt. Bei der Beeinflussung dieser aktiven Psychopathen spielt die Musik eine große Rolle; während eine sanfte, getragene Melodie die sich noch vorher ungehemmt austobenden Affekte in steiler Kurve abfallen läßt, steigert eine laute, stark rhythmische Musik die motorische Erregbarkeit bis auf's Äußerste, läßt sie oft in einen rasenden Tanz ausarten. L. (3) spricht hier noch von kommenden Ereignissen, die für sie sehr lustbetont sind: Kino und Fastnachtszug. Machen die Knaben einige Bemerkungen über die Puppen, so erwähnen sie das, was ihnen in mehr technischer Hinsicht besonders interessant erscheint: Puppen, die schreien oder Bewegungen ausführen können. Ein Junge antwortet z. B.: „Die immer sonst Mama schreit und so'ne Porzellanpuppe, die die Augen zumachen kann und die aus Stroh die Puppen, wo man drauf drücken kann, die piepsen dann." Größeres Interesse bringen sie aber ihren eigenen Spielsachen entgegen: Auto mit Hinterwagen, Pferde, Zug mit Schienen. Mit dem Begriff „Soldat" sind den Knaben eng: Pferd, Kanone, Gewehr und andere Waffen verknüpft. Man denkt auch an den Sipo, der oft recht interessante Dinge unternimmt, und an den Schornsteinfeger. — Bei den Normalschülern treten viel weniger Vorstellungsgruppen zu den erörterten Begriffen. Diese Kinder konzentrieren sich besser auf die gestellten Fragen; es kommt nicht zum Abschweifen des Denkens. Von den Mädchen interessiert sich eines besonders für Soldaten, da der Vater ihnen Unterricht erteilt. Es kennt sogar die einzelnen Rangstufen: Leutnant, Hauptmann, Oberstleutnant. — Die Neun- bis Zwölfjährigen erklären die Begriffe „Rose", „Pferd" und vergleichen Schmetterling und Fliege, Holz und Glas miteinander. Die Debilen verknüpfen mit dem Begriff „Rose" Vorstellungen anderer Blumen: Maiglöckchen, Veilchen, Tulpen. Auf Gras und Baum läßt man die Schmetterlinge sich ausruhen. Maikäfer und Biene werden in nahe Beziehung zu Schmetterling und Fliege gebracht (14) und Küche und Wald den Letzteren als Aufenthaltsort zudiktiert. Die Biene holt sich Saft aus den Blumen, die eigens zu diesem Zweck im Wald und Garten blühen. Ein Mädchen kennt keine Rosen; die Kinder einer

Industriestadt bekommen, wenn sie nicht gerade an der Peripherie des Stadtbezirkes wohnen, nicht oft Blumen zu Gesicht. Ein zweites Mädchen hat auch keine Vorstellung vom Leben und Treiben der Schmetterlinge. Benennungen der Pferde wie Gaul und Pony werden angegeben; hinzu kommt der Schmied, der das Pferd beschlägt. Wagen, Hufeisen, Sättel, Zügel, Kette und anderes Pferdegeschirr gehören zum Vorstellungskreis „Pferd". — Bei den Normalschülern finden wir bessere Kenntnisse der Spezialarten von Blume und Tier. Ein Knabe nennt Brennessel und Taubnessel, auf denen sich die Schmetterlinge niederlassen. Von den Pferdearten kennt man: Ponys, Rappen, Schimmel, Grauschimmel, Renn- und Reitpferde. Für H. (20) bildet das Pferd ein Objekt des kindlichen Spiels. Er neckt es gern und freut sich nach gelungener Tat, daß er ohne Bestrafung entwischen konnte. Er weist auch darauf hin, daß es mancherlei Sorten von Glas gäbe: Drahtglas, Fensterglas, grünes und gelbes Glas. R. (21) berichtet von Fröschen, für die er mit großem Eifer Fliegen fängt. — Für die dritte Altersklasse wird ein Werkzeug, die Zange, deren Definition wir forderten, in den Mittelpunkt der Aufmerksamkeit gerückt. Das Mädchen, das uns den Begriff erklären soll (24), kennt den Ausdruck Werkzeug oder Werkzeugkasten, den die Knaben sehr gut zu verwenden wissen, überhaupt nicht. Ihm fällt nur der Nadelkasten des Waisenhauses ein, aus dem ihm das Nähzeug für die Handarbeiten zugeteilt wurde. K. (31) berichtet stolz von seinen beiden Autos, die ihre Tätigkeit aber schon wegen „Übergedrehtheit" eingestellt haben. — Die Jungen der Normalschule kramen ihre technischen Kenntnisse aus. H. (36) kennt sogar Spezialwerkzeuge des Klempners: Zangen mit Zähnen zum Drahtkneifen, Rohrzangen mit einem spitzen Kolben, Rohrhämmer, die vorne rund wie eine Kugel und hinten mit einer viereckigen Platte versehen sind. Die Elektriker sind besonders interessant, weil sie Zangen mit Hartgummigriff und Gummihandschuhe verwenden. Ein anderer Knabe zählt die einzelnen Verwendungsmöglichkeiten einer Zange für den Tischler, Schlosser und Schuster auf. Die Vorliebe der Knaben für technische Dinge kommt gut zum Ausdruck.

Wir wenden uns jetzt der kindlichen Metaphysik zu. Ein Reflektieren über metaphysische Fragen, über den Urgrund alles Seins, über Werden und Vergehen der Dinge oder über den Sinn des Lebens, finden wir beim normalen Kind selten; beim Schwachsinnigen fehlt es gänzlich. Wenn die Debilen in obigen Gesprächen, angeregt durch das gegebene Thema: Soldat ... schießen, vom Tode sprechen, so liegt für sie darin keine Problematik; ihr Denken erfaßt es nicht, was ein Nicht-Mehr-Sein bedeutet. „Für das Kind ist wohl Sterben im Märchen so viel wie Nichtmehrmitmachen, Ausscheiden der betreffenden Person. Auch unsere Kinder haben in dem flachen, soeben angedeuteten Sinn häufig von Totschlagen, Totschießen gesprochen."[1] Wir fügen einige Aussprüche von Kindern, die sich auf das Sterben beziehen, hier ein. Ein kurzes Gespräch mit 8—10jährigen Schwachsinnigen: X.: Was ist Sterben? S.: Dann geht es aus. K.: Dann hat er die Augen zu. X.: Wie ist es denn, wenn man stirbt? S.: Der Mensch verfällt dann; wenn er in einem feinen Sarg liegt, dann kommen die Tiere, die Ratten, und fressen ihn. — S. malt mit großer Ruhe die Wirkung des Todes auf den menschlichen Körper aus; er kommt sich sehr interessant vor, daß er mit solchen Kenntnissen aufwarten kann; ein Erfassen des Tragischen fehlt vollständig. Eigenartig sind die Aussagen einer elfjährigen Normalschülerin über den Tod: X.: Was kannst du mir vom Tode sagen? H.: Der Tod wird auf Bildern gemalt. Er ist ein Knochenmensch, ja ein Knochenmensch ist der Tod. Er ist so schrecklich, so mager sieht er aus. Bei uns war er schon viermal. X.: Einen wirklichen Tod gibt es doch nicht. Was man auf Bildern sieht, ist das Knochengerüst des Menschen und ein toter Mensch kann nichts mehr tun. H.: Er war aber schon mal bei uns; vier Kinder sind schon gestorben; alle an Krämpfen. Eines war gerade in der Badewanne und es atmete auf einmal nicht mehr und war tot." Das Pathetische in Rede und Tonfall läßt darauf schließen, daß es diesem Kinde beim Gedanken an den Tod doch etwas unheimlich zumute ist. Es hat selbst seine Unerbittlichkeit ganz anschaulich erfahren. Eine Belehrung, daß der Tod nichts Wesenhaftes sei, nimmt es aber nicht an. Unsere obigen Gespräche enthalten keine Bemerkung der Normalschüler über Tod und Sterben. Folgendes hören wir von unseren Debilen: E. (1) bedauert zwar das arme Mädchen, das im Feuer stand (also verbrannte), als die Mutter nicht zu Hause war, aber sie verknüpft mit der Vorstellung des Imfeuerstehens nur die Vorstellung einer Schmerzempfindung, die ihr vom Spiel mit dem Feuer bekannt sein dürfte. Im nächsten Gespräch (2) erklärt sie sogar ganz kategorisch, daß der Soldat im Kriege totgeschossen werden müsse oder jemanden totzuschießen habe: „Muß einer totschießen, wenn einer in den Krieg, muß einer totgeschossen werden." M. (6) läßt den Soldat die Mutter erschießen, wenn sie das Kind aus dem Hause weist. H. (8) kann es den Soldaten aber doch nachfühlen, daß sie sich vor dem Tote fürchten; sie schleichen an der Erde, um den Kugeln zu entgehen. Er weiß, daß die Totgeschossenen jetzt alle auf

---

[1] D. u. R. K a t z, a. a. O., S. 238.

dem Ehrenfriedhof liegen. M. (13) erwähnt: „Einmal war meine Tante gestorben, da bin ich fortgelaufen und die Tränen standen mir schon in den Augen." Wenn das Kind hier auch sein gutes Herz zeigen will, um auf X. einen günstigen Eindruck hervorzurufen, so zeigt doch die Bemerkung über das Fortlaufen, daß M., die hier einem Unerklärlichen hilflos gegenüber stand, instinktiv eine Beeinträchtigung ihres Lebensgefühls fürchtete und dieser Gefahr schleunigst aus dem Wege ging. Der Tod eines Pferdes erregt keineswegs M.s Mitleid: „Bei uns war eins (ein Pferd), das konnte schlecht laufen und dann ist es in den Wagen gelegt und in das Schlachthaus gebracht worden; und da ist so'n Ding und da wird das Pferd hineingehängt und dann wird es geschlachtet." Es wäre ganz unsinnig, dem Kinde Gefühlsroheit vorzuwerfen. Es fühlt sich interessant, etwas berichten zu können, was andere nicht wissen. L. (18) nimmt an, daß das Leben gewissermaßen im Körper des Brüderchens sitze; wenn es nicht so stark wäre, würde das Brüderchen nicht mehr leben. — Wie stellt das Kind sich Gott vor? „Die Beobachtungen an unseren Kindern bestätigen die immer wieder festgestellte Tendenz der Kinder, Gott zu vermenschlichen, oder ihn gar als ein Tier zu deuten."[1] Ein Gespräch 8—10 jähriger Debilen über Gott: W: „Gott ist der liebe Gott im Himmel." S.: „Der schützt und besegnet uns. Wenn man ungezogen ist, dann bestraft er uns und läßt regnen und Gewitter und wenn man rasch läuft, läßt er einen fallen." Gott beschützt also die artigen Kinder und die ungezogenen bestraft er. Auch im Gewitter zeigt sich der Unwille Gottes über böse Taten der Kinder; man tut gut daran, ihn nicht zu erzürnen. Erwachsene, vielleicht die Mutter, haben dem Kinde aus erzieherischen Gründen Gott in dieser Weise dargestellt. Es kann ihn sich somit nur vermenschlicht, mit menschlichen Eigenschaften ausgerüstet, vorstellen. In den Aussagen eines zwölfjährigen Schwachsinnigen macht sich der Einfluß des Religionsunterrichts bemerkbar: „Gott ist Liebe und Treue und tut nichts Ungerechtes. Es ist nicht richtig, ein Bild machen, z. B. mit einem Kranz um den Kopf. Wir wissen nicht wie Gott ist." Ob dieser Junge sich nicht Gott trotz seines theoretischen Besserwissens anschaulich vorzustellen sucht? In unseren obigen Gesprächen wird Gott nicht erwähnt. — Dem kleinen Kinde dient alles außerhalb seiner Körpersphäre Liegende als Befriedigungsobjekt seines Begehrens; es ist ihm zweckbezogen auf sein Ich. Von diesem teleologischen Gesichtspunkte aus betrachtet auch das ältere Kind die Natur: Pflanzen und Tiere, Organisches und Anorganisches sind zur Freude und zum Nutzen der Menschen gemacht. Die Pflanzen

---

[1] D. u. R. Katz, a. a. O., S. 234.

müssen auch die Ernährung der Tiere übernehmen. In einzelnen Gesprächen unserer Kinder kommt diese Anschauung zum Ausdruck: wie es für die Kinder eine Selbstverständlichkeit ist, daß die Puppen zu dem Zwecke angefertigt werden, um ihnen als Spielzeug zu dienen, so unterliegt es manchen keinem Zweifel, daß die Blumen zur Ernährung der Bienen geschaffen sind. Ein Normalschüler sieht es gar nicht ein, daß der Mensch einen Wagen ziehen soll. Es würde ihm zwar auch physisch unmöglich sein, aber „das machen wir ja auch gar nicht, dazu hat man ja die Pferde." Auch bei R. (23) klingt eine solche Betrachtungsweise an: Auch wenn wir größer und stärker wären, würden wir keinen Wagen ziehen, wir würden lieber etwas anderes machen, denn wir haben das Wagenziehen nicht nötig, zu diesem Zwecke sind die Pferde für uns da. — Diese Annahme einer Zweckbezogenheit der gesamten Natur auf den Menschen läßt nun aber dem Kinde nicht, wie man es eigentlich erwarten sollte, den Menschen als ein von Tier und Pflanzen ganz verschiedenes Wesen erscheinen. Die Unterschiede zwischen Mensch und Tier sind den meisten Kindern nur gradueller Art. Ihr Einfühlungsvermögen zwingt sie, die Ausdrucksbewegungen der organischen Natur analog der der Menschen zu deuten; sie vermenschlichen, wie wir schon vorher sahen, Tier und Pflanze. R. (23), ein Normalschüler gibt zwar an, daß das Pferd etwas ganz anderes sei als der Mensch; die Begründung dieses Urteils läßt aber darauf schließen, daß dieses „Anderssein" nur als graduelle Verschiedenheit von ihm verstanden wird. Die physischen Unterschiede fallen ihm zuerst ins Auge: „Es frißt anders, Brot kann es nicht so anfassen, es kann nicht so gehen wie wir, es hat vier Beine." Die psychischen Differenzen erscheinen ihm nicht sehr groß: Die Pferde können zwar nicht so sprechen wie wir, darum verstehen wir sie nicht, sie verständigen sich aber untereinander sehr gut; das Schnaufen ist ihre Sprache wie das Bellen die der Hunde. Ein debiles Mädchen glaubt zuerst das Pferd der Gattung „Mensch" einreihen zu können: „Die Pferde sind auch Menschen." Es nimmt aber auf eine weitere Frage diese Behauptung zurück: „Das sind keine Menschen, die können gar nicht sprechen." — Bei den jüngeren Schwachsinnigen fällt es auf, daß bei der Beschreibung des Pferdes dessen Körperteile in einem Atem mit dem Pferdegeschirr genannt werden. So zählt ein Mädchen auf die Frage: „Was hat das Pferd denn alles?" folgende Dinge auf: „Einen Schwanz und einen Ring durch den Mund, einen Zügel und Beine und einen Mund und Augen und Ohren und Nase, tut es mit riechen." Ein anderes Mädchen nennt: „Schwanz und die Ohren und Augen und Nase und Zunge und Zähne und Hufeisen." Diese logische Koordination des Anorganischen mit dem Organischen wird weniger daran liegen, daß dem Kinde die lebende und tote Natur ganz dasselbe zu sein scheint, als daß ihm die einzelnen Teile des Pferdegeschirrs, wie Zügel oder Hufeisen, dem Pferde oder dessen einzelnen Körperteilen derart zugehörig erscheinen, daß sie genau so wenig wegzudenken sind wie Beine oder Schwanz. Dem kleineren Kinde sind Mensch und Tier in hohem Grade mit ihrer Umwelt verwachsen; es sieht nicht die einzelne Persönlichkeit sich plastisch von ihr abheben.

Wir wollen jetzt die **W u n s c h w e l t** unserer Kinder betrachten. — Die Gedanken eines normalen Kindes eilen oft in die Zukunft, in der sich seine Wünsche verwirklichen, das erstrebte Ziel erreicht wird. „Unzähligemal nimmt das Kind auf die Zukunft Bezug mit der Wendung: wenn ich groß sein werde. Allein schon die Häufigkeit dieser Phrase zeigt, noch ganz unabhängig von den speziellen Aussagen über die Zukunft, wie sehr sein Herz ihr zugewandt ist.“[1] Mehr als man erwarten sollte, berichten auch unsere Debilen von dem, das sie in zukünftigen Tagen unternehmen möchten: L. (3) will ihrer Puppe eine Hose stricken, da diese ein solches Wäschestück noch nicht besitzt. Sie kann noch nicht stricken, wird es aber, wie sie stolz erwähnt, bald erlernen. A. (7) freut sich von einem Weihnachtsfest auf das andere. Sie sehnt es jetzt schon (am 16. März) wieder herbei. Den Höhepunkt des Glücks wird aber der Tag sein, an dem sie das Waisenhaus verlassen darf. L. (18) hofft sehnlichst, daß sie bald größer wird, um mitverdienen zu können, damit die Mutter sich nicht mehr zu sorgen braucht. E. (1) verlangt stürmisch nach einem Bilderbuch; Bonbons sind ihr aber gerade so lieb. Aus den Beispielen, die unsere älteren Debilen über den Begriff „Neid“ anführen, läßt sich auch auf die Wunschwelt dieser Kinder schließen. Paula (25) findet, daß man andere Mädchen um Bonbons oder schöne Kleider beneiden könne. Einem anderen Kinde bildet die Schokolade den Höhepunkt des Begehrens. K. (29), der es schon erfahren hat, mit welchem Unlustgefühl man in alten Kleidern neben einem gut angezogenen Knaben steht, nennt einen schönen Anzug als Ziel seiner Wünsche. Nur Willi (33) scheint auch Ideelles wünschenswert zu finden: so fleißig zu sein wie der andere oder dieselbe gute Lehrstelle einzunehmen wie er. Die Normalschüler äußern keine Wünsche. Sie erleben wohl die Befragung als eine sachliche Prüfung, in die Wunschäußerungen nicht hineinpaßten. Die schwachsinnigen Kinder sind in ihrem Denken affektiver, darum drängen ihre Wünsche vor.

---

[1] D. u. R. K a t z, a. a. O., S. 240.

Wir gehen jetzt zur Orientierung unserer Kinder in der Zeit über. — Wie schon oben erwähnt, stellt R ö s s e l (a. a. O., S. 41) eine weitgehende Desorientierung in der Zeit bei seinen schwachsinnigen Kindern und Jugendlichen fest. D. und R. K a t z (a. a. O., S. 243) nehmen als Ursache einer Desorientierung eine größere Affektivität des Kindes an, die es stärker als den Erwachsenen in der Gegenwart haften läßt. Beim Kinde ergebe sich deshalb eine mehr qualitative Struktur. — Während sich beim normalen Kind in den ersten Jahren des Schulbesuchs eine richtige Zeiteinteilung einstellt, bleibt das schwachsinnige oft bis in das Jugendalter hinein zeitlich desorientiert. Zu solch einer unregelmäßigen Strukturbildung wird die eigenartige Motorik mancher Debilen beitragen, die von der der Normalen oft weitgehend abweicht. Sie führt eine Steigerung oder Verminderung affektbetonter Erlebnisse herbei. Wir finden unter den Schwachsinnigen Kinder mit abnormer motorischer Erregbarkeit und andere mit stark herabgesetzter Motorik. Betrachten wir uns das Behavior eines reinen Typus der ersten Gruppe, wie es sich z. B. auf der Straße ausnimmt. Plötzlich reißt sich das Kind von der Hand des Erwachsenen, der mit ihm einen Spaziergang machen will, los, rast in Zickzackbewegungen über den Fahrweg, hält, ganz erstaunt, dicht vor einem Auto an, kommt etwas erschrocken zurück, verspricht größere Ruhe, geht einige gemessene Schritte auf dem Fußweg, rennt dann aber mit vorgeneigtem Kopfe weiter, stößt Menschen an, die es ärgerlich zur Seite schieben oder gerät zwischen die Beine eines großen Hundes, was es wieder einigermaßen zur Besinnung bringt. Nach ganz energischer Ermahnung benutzt es dann eine neben dem Fußweg herlaufende Wiese als Objekt seines Betätigungsdranges und stolpert hier über Maulwurfshügel, behält aber immer noch ein gewisses Gleichgewicht. Auch beim Spiel auf der Straße gerät es selten unter ein Fahrzeug; es besitzt eine große Geschicklichkeit, gleich manchen Hunden, immer wieder dem Überfahrenwerden zu entgehen. In der Schule wirkt sich die gesteigerte motorische Erregung anders aus: auf seiner Bank rutscht es hin und her, Beine bezw. Füße sind immer in Bewegung; die Hände zupfen bald an einer Kordel, bald spielen sie mit dem Kragen eines Vordermannes. Das entgegengesetzte Behavior beobachten wir beim motorisch-stumpfen Kind, das in stuporartigem Zustande auf seinem Platz beharrt. In unseren Gesprächen finden wir keine Bemerkungen der Normalschüler, die auf eine zeitliche Desorientierung schließen lassen; wohl aber treffen wir sie bei den 7—12jährigen Schwachsinnigen an. Wir hoben sie schon in unserer obigen Analyse hervor, wollen sie aber noch einmal kurz zusammenstellen: L. (4) spricht von einem „Damals", ohne daß sie auf irgendeine Begebenheit bezugnimmt. Es war „früher ein-mal"; die Zeit kann sie nicht bestimmen. A. (7) glaubt, daß sie Weihnachten, wenn sie 20 Jahre alt geworden sei, aus dem Waisen-haus entlassen würde; dann komme sie nicht mehr in die Schule. H. (8) war selbst noch nicht im Kriege, aber seine Schwester, die elf Jahre alt ist, war schon einmal dort. P. (24) berichtet am 17. April, daß sie Dienstag, als es noch März war, aus dem Waisen-haus entlassen worden sei. K. (31) hat seine beiden Automobile „über Ostern" bekommen, das sei schon lange her. Er muß erst Ostern übersteigen, um sich dem Zeitpunkt nähern zu können, der ihm das Geschenk brachte.

Bei L. (3) finden wir eine merkwürdige Orientierung über die G e g e n s t ä n d e im Raum. In gewissen Zeitabständen fällt ihr Blick auf einen bestimmten Gegenstand des Raumes, den sie dann besonders zur Erwähnung bringt. So ruft sie z. B., als sie sich schon längere Zeit in dem Zimmer befand, mit großer Überraschung aus: „Boh, was Bilder da oben." Ihr Blick hatte schon eine ganze Weile an diesen Bildern, die ihr gegenüber hingen, gehaftet. Auch eine ganze Reihe Nähmaschinen, die zusammen mit einer Wage an der Wand stehen, nimmt sie erst wahr, nachdem sie X. schon lange auf die Wage hingewiesen hatte. Der Inhalt eines Bildes, eines Scheren-schnittes, ist zuerst auch nur verschwommen gegeben; erst nachdem sie, von X. aufgefordert, das Bild stärker fixiert, kann sie es richtig beschreiben. Es hat den Anschein, als ob die Gegenstände dem Kinde beim passiven Verhalten in etwas verschwommener Gestalt gegeben seien und erst eine Konzentration, eine größere Aufmerk-samkeit als normalerweise erforderlich ist, die Dinge in voll-kommener Deutlichkeit hervortreten ließe.

Unsere Aufmerksamkeit soll jetzt den Realitätskategorien der kindlichen Welt und dem magischen Denken des Kindes gelten. —

Dem primitiven Menschen fällt es meist schwer, Traumerleb-nisse von der Wirklichkeit, nur Vorgestelltes vom Wahrgenommenen zu unterscheiden; der Übergang von Vorstellung zur Wahrnehmung und umgekehrt ist so fließend, daß er ihn oft nicht erfassen kann. D. und R. K a t z (a. a. O., S. 249 ff.) stellten bei ihren Kindern eine Verschmelzung von Traumwirklichkeit und Wachwirklichkeit nicht fest, wohl aber verwischten sich die Grenzen der Wirklichkeit im kindlichen Spiel, im Nacherleben der Märchengestalten, in der Be-handlung von Tier und Mensch auf Abbildungen und plastischen Nachbildungen und in dem Verkennen kausaler Zusammenhänge. Als Ursache dieses Nichterkennens oder Verkennens der Realität nehmen die Verfasser ein überstarkes emotionales Denken an. Auch bei unseren Schwachsinnigen tritt an einzelnen Stellen des Gespräches ein Leben außerhalb des Wirklichen, ein Außerachtlassen der Naturgesetze, ein Deuten der Umwelt nach magischer Vorstellungsweise hervor. Bei den Normalen finden wir Derartiges nicht. — L.s Puppe steht dem Kinde beim Laden- oder Schulespielen als ebenbürtiger Partner gegenüber (5). Durch einen Knaben hören wir von einem Mädchen, das mit der Puppe wie mit einem Menschen spricht, worüber er sich eines Lächelns nicht erwehren kann. H. (8) gerät beim Erzählen, ohne daß der Zuhörer es sofort merkt, in ein Phantasiegebilde hinein, das seine Schwester und deren Kriegserlebnisse als Mittelpunkt hat. L. (3) fühlt sich so gut in den von X. geschilderten Vorgang, einem Einkauf im Spielwarenladen, ein, daß die an sie gestellten Fragen für sie überhaupt nicht existieren. Der Bericht eines debilen Knaben über das Kriegserlebnis seines Vaters läßt kausales Denken vermissen: eine Kugel kam gerade vom Baum herunter, als sein Vater schießen wollte und traf ihn; erst dann stellte ein Soldat sich hinter diesen Baum und schoß. Auch L. (5) kennt den Kausalnexus noch nicht. Das Hinfallenlassen der Puppe ist nicht die Ursache, daß die Arme derselben ausfielen. Sie waren schon halb defekt, wackelten schon länger, aber „auf einmal" fielen sie ab. Selbst der Großvater fragt erstaunt, wie so etwas passieren könne; eine Ursache scheint nicht vorhanden zu sein. Auch E. (1) bereitet das Erkennen kausaler Zusammenhänge Schwierigkeiten. Das Geräusch des Heizungswassers flößt ihr Furcht ein. Sie fragt zuerst ängstlich, ob es bald aufhöre, läßt sich auch durch die Zusicherung beruhigen, bittet dann aber bald wieder flehend: „Ich bin bang für das Wasser, laß' das Wasser aufhören." Diffuse Vorstellungen magischer Art scheinen E.s Beunruhigung hervorzurufen. — Ein Mädchen dichtet ein Märchen, in dem die Blumen anthropomorphisiert werden: Die Rosen schlafen im Winter und werden erst durch das Läuten der Schneeglöckchen geweckt. Wenn sie alle aufgewacht sind, im Sommer, dann darf man sie nicht abpflücken, weil sie sonst sterben müssen. Die Blätter der Rosen fallen schnell ab, da ihre Knochen zu weich sind. Die Wahrnehmungen der Blumen sind aber andere, feinerer Art, als die der Menschen: das Läuten der Schneeglöckchen können wir Menschen nicht hören.

Uns interessiert weiter das Kind als Psycholog. — Eine Kritik der eigenen Äußerungen, ein Reflektieren über die einen Vorstellungskomplex begleitenden Gefühle finden wir hier nur bei unseren Normalschülern. Hier hebt sich die Denkart der Normalschüler am deutlichsten von der der Hilfsschüler ab. Schon die 7 ; 8 alte Ursula (9) korrigiert ihre Aussagen. Der Angabe, daß der Soldat immer schieße, fügt sie hinzu: „Im Krieg immer." In

(10) überlegt sie, ob ihre Beschreibung der Puppenkleidung auch
eine vollständige war und kommt rückschauend zu dem Schluß:
„Das war, glaub' ich, alles, mehr hat meine Puppe wenigstens nicht
an." R. (21) nimmt auch eine Korrektur seiner Aussage vor:
„Ja, dann holt er (der Schmetterling) da den Saft heraus (aus den
Blumen), ach so, ich sagte erst, von Blättern frißt er den Saft
davon." Zu ergänzen ist: „Da hab' ich ja vorher etwas ganz
Falsches ausgesagt." In (23) kommt dieser Knabe durch Reflektion
zu einer solch scharfen Kritik des vorher Ausgesagten, daß er ganz
ärgerlich über sich wird und das Thema für einen Augenblick fallen
läßt: „Laufen kann es (das Pferd) ja auch so wie wir, es kann auch
ebensogut hören und gehen ... ach nee ... das ist ja beinahe dasselbe. Es macht was anderes als wir. Es zieht den Wagen weit
weg ... das hab ich ja erstens schon gesagt." Nun läßt er lieber
der an „Wagen" sich anknüpfenden Assoziation freien Lauf, als
sich noch einmal sagen zu müssen, daß er sich wiederhole. Gute
Analysen des Gefühlskomplexes „Mitleid" bringen H. (37) und
W. (39). W. ist sich sogar mit der Mehrzahl der Psychologen einig,
daß beim Mitleid Lust- und Unlustgefühle vorliegen: „Dann ist man
traurig und man freut sich, daß man das nicht braucht, was der
andere tun muß." — Unsere Schwachsinnigen, die mit dem Kausalnexus auf dem Kriegsfuße stehen, zeigen Beispiele einer ver-
stehenden Verhaltungsweise. „Stellen wir, wie das dabei in der
Regel geschieht, das Verstehen dem Erklären gegenüber, so muß
gesagt werden, daß dem Kind das Erklären eines Vorganges im
Sinne eines übergeordneten, allgemeinen kausalen Prinzips ziemlich
fern liegt ... die verstehende Haltung ist primitiver als die erklärende."[1] Ein Mädchen fühlt sich in die tote Materie ein: „Das
(Holz) geht nicht kaput, das hat Kraft in sich." Das Wirken dieser
Kraft macht es verständlich, daß die Materie allen auf sie zer-
störend einwirkenden Mächten Widerstand entgegensetzt. Das Kind
kann die Ursache dieser Widerstandskraft nicht nach naturwissen-
schaftlichen Gesetzen erklären, sondern es versteht diesen Vorgang,
weil es in seinem Körper ein Analogon zu ihm findet. In der
gleichen Art ist der Ausdruck eines Jungen: „Das Holz ist stark"
zu deuten. Ein anderes Kind glaubt auch das Verhalten der Fliegen
zu verstehen, die sich im Winter im Walde und im Sommer in der
Küche aufhalten sollen: „Sie sind nicht gerne kalt." Sie suchen
sich, gleich den Menschen, die wärmsten Plätze aus. — L. (18)
glaubt, daß der Arzt, der den kleinen Bruder besucht, nach dem
Grundsatze: „Similia similibus" handele. Er bringt einen jüngeren

---

[1] D. u. R. Katz, a. a. O., S. 262.

Mann zu seiner Assistenz mit. Nur junge Leute vermögen kleine Patienten richtig zu behandeln.

Zum Schluß dieser inhaltlichen Betrachtung erörtern wir noch das S o z i a l p s y c h o l o g i s c h e , das wir in unseren Gesprächen finden. Ein großer Teil unserer Hilfsschulkinder gehört dem Proletariat an. Das Gefüge einer proletarischen Familie ist oft viel lockerer als das einer bürgerlichen. Hat der Vater eine Arbeitsstelle inne, so verdient er, wenn eine größere Kinderzahl vorhanden ist, nur eben das Existenzminimum. Die Mutter muß durch Stundenarbeit außer dem Hause das Einkommen zu vergrößern suchen. Die kleineren Kinder werden der Aufsicht der größeren überlassen oder in Kindergarten und -hort gesandt. Bei Erwerbslosigkeit des Vaters ist das Bild ein viel traurigeres. Die Mutter arbeitet den ganzen Tag in Putz- oder Waschstellen oder nimmt eine Fabrikarbeit an. Der Vater versteht es nicht, die Kinder zur Ordnung anzuhalten; verspätet und schmutzig erscheinen sie oft in der Schule; die Schularbeiten werden nicht oder nur unvollkommen gemacht und das Kind kann, wenn die Lehrerschaft nicht helfend und erziehend eingreifen würde, leicht der Verwahrlosung anheimfallen, zumal die Eltern, müde geworden im Kampfe ums Dasein, die Dinge gehen lassen wie sie nun einmal gehen. Einige der Kinder, mit denen wir die Gespräche führten, sind Waisenhausinsassen. Die früheren häuslichen Verhältnisse eines Mädchens sind uns bekannt: Vor einigen Jahren wurde die Mutter des Kindes mit ihren drei Kindern, unserem Mädchen, das damals ca. $1^1/_2$ Jahre alt war, und zwei älteren Knaben in einem gänzlich verwahrlosten Zustande aufgefunden. Der Mann hatte seine Familie schon längere Zeit verlassen, weil seine Frau kein Essen mehr für ihn kochte und alles verkommen ließ. Nachbarn hatten die Frau mit einigen Nahrungsmitteln versorgt. Wohnung und Insassen starrten vor Schmutz und Ungeziefer, die Kinder waren in einem jämmerlichen, halbverhungerten Zustande; das kleinste Kind glich in seiner Entwicklung einem Säugling von dreiviertel Jahren und konnte weder stehen noch sprechen; es schien kaum noch lebensfähig zu sein. Die Mutter machte den Eindruck einer Geisteskranken. Es stellte sich heraus, daß sie, angesteckt durch ihren Mann, der Luetiker war, an Paralyse litt. Die Kinder wurden dann dem Waisenhaus zugeführt. Jetzt macht das Mädchen einen fröhlichen, vergnügten Eindruck. Es erzählt, ohne betrübt zu sein, daß die Mutter, die auch auf einem Auge erblindet ist, im Krankenhause liege. Bei diesem Kinde werden wohl die Eindrücke der frühen Kindheit nicht mehr nachwirken können; es ist aber ganz erstaunlich, wie wenig die oft traurigsten Verhältnisse, die den Normalen zum größten

Pessimisten machen würden, Spuren in der Seele des Schwachsinnigen hinterlassen. Seelische Traumen werden beim Schwachsinnigen wohl selten festzustellen sein. Es gehört doch meist zur Entwicklung eines Traumas eine wenn auch nicht sehr bewußte Reflexion über ein vorangegangenes Erlebnis oder über niederdrückende Umweltverhältnisse, zu der der Schwachsinnige meist nicht kommt. Der Schwachsinnige nicht psychopathischer Konstitution paßt sich meist den Verhältnissen gut an und läßt sich im guten wie Schlechten beeinflussen; er wird nicht asozial, wenn ihm einer zur Seite steht, der ihn behütet. — Bei Adele U. (6, 7) läßt die Analyse des von ihr Ausgesagten aber das Vorhandensein eines Traumas vermuten. Sie ist ein bleichsüchtiges, nervöses Kind mit etwas tiefliegenden, leidenschaftlichen Augen. Eine Zufriedenheit mit dem Schicksal, wie es die anderen Debilen besitzen, kennt sie nicht. Aus ihren Bemerkungen fühlt man etwas von Haß gegen die menschliche Gesellschaft heraus. Hierher gehören die Aussagen in (6): Die Mutter müßte auch erschossen werden, wenn sie ihr Kind aus dem Hause werfe; dann die Bemerkungen über totschießen, totschneiden, die von einem starken Affekt begleitet sind, in (7): die Bitte, die Puppe mitbringen zu dürfen, damit einer mit ihr spiele und das leidenschaftliche Begehren, bald aus dem Waisenhaus herauszukommen. — Sehr viele Äußerungen über ihre Einstellung zur Umgebung bringen uns die debilen Kinder nicht; wir stellen sie zusammen: L.(4) scheint es Freude zu bereiten, daß der Vater, der an anderen Tagen mit einem Wagen zum Hausieren umherfährt, am Montag nicht arbeiten, sondern mit ihr dem Fastnachszug zugucken will. Bei H. (8) finden wir keinen großen Respekt vor seinem Vater. Er berichtet von ihm, daß er noch ganz jung sei. Ganz vergnügt erzählt er auch, daß die Mutter sich im Krankenhause befände und er sie besuchen wolle. Dieser Besuch ist ihm als interessante Abwechslung willkommen. Für P. (24) ist der Stiefvater doch nicht der rechte Vater. Auf die Frage: „Hast du keinen Vater mehr?" antwortet sie: „Nein, ich hab' jetzt den zweiten." Sie war, bevor die wiederverheiratete Mutter sie zu sich nahm, im Waisenhaus. Dort ist sie gerne gewesen, weil die Waisenhauseltern sie immer lieb hatten. Den Grund zu diesem Gernhaben sieht sie in ihrer fleißigen Mitarbeit in der Küche. L. (5) ersetzt der Großvater die Mutter, die vielleicht oft abwesend ist. Er wird mit in das kindliche Spiel hineingezogen und scheint an allen Leiden und Freuden des Kindes teilzunehnem. Als Berater spielt er eine ausschlaggebende Rolle. Ein sehr erfreuliches Bild guter Familienverhältnisse zeichnet uns L. (17, 18). Zur Mutter schaut das Kind mit großer Verehrung auf; diese weiß aber auch mit bewunderungswürdiger Tatkraft die zahlreiche Kinderschar zu erziehen. L. weiß, daß die Mutter die Rosen liebt und wünscht sehr, daß die Mutter einen Rosenstock bekäme, den sie auf die Fensterbank stellen würde. Zwei kleine Brüder haben die Mutter in Angst und Schrecken gejagt, weil sie unbedachterweise in den Wald liefen, um für sie Schneeglöckchen zu pflücken. L. freut sich, daß sie die Suppe für den kleinen Bruder kochen kann, dadurch hilft sie der Mutter doch. Wenn die Mutter zum Arzt geht, versäumt sie die Schule, um den Bruder zu betreuen. Das harte Brot ißt man, weil man weiß, daß gespart werden muß; und dem Vater, als dem Verdiener, wird ohne Klage die Wurst überlassen. Eine Opposition scheint manchmal gegen die ältere Schwester aufzutreten, wenn sie ihr Aufsichtsamt mit besonderer Strenge durchführt. Auch gegen die Nachbarn hat man eine soziale Gesinnung; man stiehlt ihnen nichts ab, weil sie selbst etwas zu essen haben müssen. P. (25, 27) erzählt etwas von dem Verhältnis der Waisenhauskinder untereinander. Aus dem Bericht ist zu entnehmen, daß man nicht immer mit der Verteilung der Lebensmittel oder Leckereien einverstanden ist, sondern andere, die etwas mehr abgekriegt haben, beneidet. Bei E. (2) finden wir auch eine affektbetonte Äußerung über eine Partei, die anscheinend zu Hause sehr unbeliebt ist. Die Kinder übernehmen hier die Ansicht ihrer Eltern, die sie ebenso leidenschaftlich verfechten wie diese. Bei E. zeigt sich auch (1) etwas von einer oft hervortretenden sozialen Eigenschaft dieser Debilen: die große Gutmütigkeit. Sie berichtet, daß sie ihr Pferd verschenkt habe. Die Debilen verschenken dem, der es versteht ihr Herz zu rühren, alles, was sie besitzen.

Wir gehen jetzt auf die f o r m a l e Seite der Gespräche ein und betrachten die Gesprächsleistung des Kindes in Abhängigkeit von der Stimmung. — D. und R. K a t z (a. a. O., S. 270) berichten von ihren beiden Kindern: „Die Kinder unterliegen wie in allen anderen Leistungen so auch bezüglich der sprachlichen Ausdrucksfähigkeit und Redegewandtheit einem Tagesrhythmus, den wir zwar nicht in allen Einzelheiten, so doch in einigen Punkten nachweisen können ... Hochgefühle der Freude, wie sie durch manche ungewöhnliche Situationen ausgelöst werden können (Fahrt in der Eisenbahn, auf dem Schiff, Aufbruch zu einem ersehnten Spaziergang) beflügeln die Unterhaltung des Kindes und lassen es zu Spitzenleistungen kommen, die zu anderen Stunden undenkbar sind." — Die Gesprächsführung mit unseren Kindern nahm nur die Morgenstunden ein. Wir konnten somit keine Unterlagen zur Beurteilung des Tagesrhythmus dieser Kinder gewinnen, wohl aber konstatierten wir bei einigen von ihnen den Einfluß des Affektes auf die Gesprächsleistung. Durch ihn wurde im allgemeinen den Kindern ein größerer Wortreichtum zur Verfügung gestellt. Der Affekt entwickelt bei unseren Debilen aber keine hohen intellektuellen Leistungen, wie sie uns bei dem von D. und R. K a t z (a. a. O., S. 270) angegebenen Beispiel ihres 5 ; 4 jährigen Sohnes Theodor entgegentreten. Hier kam es unter dem Einfluß des Affekts zu guten Analogiebildungen und anderen wertvollen Leistungen auf intellektuellem Gebiet. Ein solches Einwirken des Affektes auf den Intellekt, das das Wesen der Intuition ausmacht und uns zeigt, daß Gefühl und Verstand nicht zwei antagonistische „Seelenvermögen" sind, die sich einander immer bekämpfen müssen, finden wir also bei unsern Hilfsschülern nicht. Ihr Intellekt ist noch nicht soweit entwickelt, daß eine Inspiration durch das Gefühl erfolgen könnte; nur assoziatives Aneinanderreihen, Gebilde einer reproduktiven Phantasie, bringt die affektive Beeinflussung bei ihnen hervor. — Bei E. (1, 2) ist im großen und ganzen festzustellen, daß längere Sätze gebildet werden, wenn das Kind aus eigener Initiative etwas aussagt, als wenn es auf eine Frage antworten soll. Sie beantwortet die meisten Fragen überhaupt nur mit dem größten Mißvergnügen. Einige Beispiele folgen: X.: „Was tut der Soldat denn"? E.: „Frech", dann aber: „Sieh, der Krahnen ist krumm, muß man wieder zurechtmachen." Ist die Frage für E. affektbetont, weisen auch die Antwortsätze einen größeren Wortreichtum auf: X.: „Was macht man mit dem Schießgewehr?" E.: „Muß einer totschießen, wenn einer in den Krieg, muß einer totgeschossen werden." Adele U. (6, 7), die sich bei der Aussage über den Soldaten in einer etwas unbehaglichen Stimmung befand, da der Umfang ihrer Vorstellungen über diesen Begriff sehr dürftig war, wird ganz lebhaft in ihren Aussagen, als sie auf Puppen und Puppenspielzeug zu sprechen kommt. Bei H. (8) finden wir den größeren Wortreichtum bei der Aussage über den Soldaten; der Affekt trägt hier auch zur Formung eines Phantasiegebildes bei. — Bei den Normalen wird durch die größere Konzentration auf das von ihnen Verlangte das Gefühlsleben in den Hintergrund gedrängt. Nur bei dem 7 ; 11 jährigen H. finden wir einen negativen Einfluß des Affektes: Er ist so entrüstet, daß man von ihm einen Bericht über Wesen und Aussehen der Puppe verlangt, daß seine Antworten nur aus kurzen, abgerissenen Sätzen bestehen (11). Beim zweiten Gespräch (12) ist der Affekt abreagiert und seine Aussagen sind bedeutend ausführlicher.

Einen kurzen Überblick wollen wir auch über den Umfang der Sätze der kindlichen Rede und über Stilistisches geben. Die meisten unserer jüngeren Debilen verwenden nur sehr kurze Sätze.

— Oft sind die Sätze der Kinder ganz unvollständig; das Fehlende denkt das Kind einfach hinzu: E. (1) hört draußen eine Stimme und sagt: „Der Rektor V." L. (3) bildet den Satz: „Bauklötzchen, spielen, zum Bauen", der heißen soll: „Die Bauklötzchen gebraucht man zum Spielen und zum Bauen." Nebensätze finden wir kaum. Die Konjunktion „und" wird zwar oft zur Satzverbindung verwendet; es werden dann aber immer nur zwei Hauptsätze miteinander verbunden. Die Verbformen werden nicht sachgerecht verwendet: L. (4) „Damals war ich im Krankenhaus gewesen." „Opa war bei der Elektrischen gewesen." Von den meisten Kindern wird „tun" als Hilfszeitwort verwandt. Die Anwendung der Pronomina macht Schwierigkeiten: E. (2): „Muß einer totschießen, wenn einer in den Krieg." Die Normalschüler bringen auch keine langen Sätze, da sie sich meist strikte an die Beantwortung der Frage halten. Ihre Ausdrucksweise ist aber eine viel bessere, als die unserer Schwachsinnigen. Die Struktur ihrer Sätze läßt manchmal kaum etwas zu wünschen übrig: U. (9): „Für die kleinen (Puppen) näh ich immer Kleider, aber wenn's ein schönes Kleid werden soll, macht es meine Mutti." — Den 9—10 jährigen Debilen macht die Bildung der Nebensätze noch Schwierigkeiten. Ein Mädchen berichtet: „Bei meiner Oma kommen so'ne Soldaten vorbei mit Pferde reiten..." soll heißen: „die auf Pferden reiten." Solche Sätze finden wir bei normalen Kindern in einem viel früheren Lebensalter. — Pronomina werden einfach gestrichen, da ihr Gebrauch Schwierigkeiten macht: z. B. „Glas, da schneidet man dran." „Die Flügel von dem Schmetterling waren größer als die Fliege." Die Normalschüler haben mit diesen Schwierigkeiten nicht zu kämpfen. — Bei den älteren Debilen sieht man recht deutlich das große Manko in ihrer Ausdrucksfähigkeit bei der Beschreibung des Begriffes „Zange". Paula (24) steht ganz hilflos dieser Anforderung gegenüber und auch den Knaben fällt es ziemlich schwer, richtige Ausdrücke zu finden. Auch hier stößt die Verwendung der Pronomina auf Schwierigkeiten. K. (30): „Wenn einer gestorben ist, dann hat er Mitleid." W. (32): „Wenn einer besser angezogen ist, hat er Neid." — Eine geradezu hervorragende Leistung bringt dagegen H. (36), ein Normalschüler, in der Beschreibung der Zange. Auch die anderen Normalschüler wissen sich bei dieser Beschreibung gut auszudrücken. Die Pronomina werden von allen Normalschülern richtig angewandt.

Uns interessieren dann auch die allgemeinen geistigen Haltungen und Fragen des Kindes im Gespräch. — Wie schon oben (S. 15) erwähnt, sprechen D. und R. Katz (a. a. O., S. 274) von aktiven und reaktiven Haltungen der Kinder im Gespräch: „Aktive Haltungen des Kindes zeigen sich zunächst einmal in allen Fragen, die von ihm an den Erwachsenen gerichtet werden, um ihn zu einer Beantwortung zu veranlassen, weiterhin in allen seinen Behauptungen, Vorschlägen, Wünschen, Bitten und Forderungen." Da unsere Gespräche keine „freisteigenden" sind, sondern vom Erwachsenen begonnen und weitergeführt werden, war kaum anzunehmen, daß sich eine aktive Haltung bei den debilen Kindern bemerkbar machen würde. Im allgemeinen finden wir auch bei den Schwachsinnigen keine solche aktive Beteiligung am Gespräch. Wir vermissen bei ihnen die Fragen, die dem Wunsche des Kindes nach Erkenntnis dienen, seine Erfahrungen bereichern, seinen Wissensschatz vergrößern sollen, wie das beim normalen Kinde der Fall ist. In unseren Gesprächen tritt aber die aktive Haltung bei zweien unserer schwachsinnigen Mädchen, die offenbar psychopathischer Veranlagung sind, hervor. Bei ihnen ist besonders deutlich ein Mangel an Konzentrationsfähigkeit zu erkennen, der auch für den intelligenten Psychopathen typisch ist. Die Unlust, sich mit dem zu beschäftigen, das nun gerade nicht ihr Interesse erregt, wie es sich hier im Gespräch mit unseren Kindern zeigt, macht es auch dem intelligenten Psychopathen oft unmöglich, sich als nützliches Glied der Gesellschaft zu betätigen, da der Sprunghaftigkeit seines Wesens keine Stellung angemessen ist. — Besonders aktiv ist die Haltung Elsens (1, 2), deren Triebleben wenig Hemmungen gesetzt sind. Am deutlichsten zeigt sie sich in den kategorischen Forderungen: „Noch ein Bonbon." „Jetzt kannst du mal was vom Schaukelpferd erzählen." „Laß' das Wasser aufhören." „Kannst mal kommen heute nachmittag bei Mutter, die will gerne Musik." Etwas bescheidener klingt der Wunsch: „Tante schenk mir noch ein Bonbon." L. (3,4) stellt keine derartigen Forderungen; ihre Wünsche äußern sich in ihren Fragen. Die meisten Fragen beider Kinder sind situationsbedingt: E.: „Hast du ein Bilderbuch (sie sieht die Zeitschriften); darf ich da eins nehmen?" „Tut das Wasser das?" L.: „Was ist das denn im Schrank?" „Boh..., was Nähmaschinen, wem gehören die?" „Kannst mal die Sonne malen?" „Kannst du einen Pudel malen?" „Hörst du den Stuhl; hörst du die Jungen?" „Kennst du den Schornsteinfeger?" „Da ist da unten das schwarze Mädchen, was soll das?" „Da ist eine Tasse, wem gehört die?" — Eine Frage E.s scheint zu den „freisteigenden" zu gehören: „Wo ist der Karl denn?" Einige Fragen werden durch das Verhalten des Gesprächspartners ausgelöst (D. u. R. K a t z, a. a. O., S. 275): „Kriegst du dann Wichse." „Hast du mal früher Wichse bekommen?" L: „Kaufst du auch ein Förmchen?" „Hast du auch deine Mutter gehabt?" —

Eine reaktive Haltung tritt bei Adele U. (7) zutage. Sie fragt ganz
bescheiden, ob sie ihre Puppe mitbringen oder ob sie etwas von
Weihnachten erzählen dürfe. Eine ausgesprochen aktive Haltung
finden wir auch bei dem kleinen Normalschüler H. (11), der X.s
Zweifel an der Richtigkeit seiner Antwort mit einer ganz energischen
Behauptung abweist:" „Ja, welche (Puppen) sind aus Stroh."

Es sind noch einige Unterschiede des Denkens der Hilfsschüler
von dem der Normalschüler herauszustellen. D. und R. K a t z
sehen eine Darstellung der Entwicklung des kindlichen Denkens
aus dem Affektiven zur reinen Sachlichkeit als die Aufgabe der
Kinderpsychologie an, die ihr von denkpsychologischer Seite gestellt wird (a. a. O., S. 281). Sie stellen aus den Gesprächen mit
ihren beiden Kindern einige Hemmungen heraus, die einer solchen
Entwicklung entgegenstehen. — Die Hemmungen, die unseren
debilen Kindern den Weg zur reinen Sachlichkeit versperren, sind
zu groß, als daß sie völlig überwunden werden könnten; das Denken
der Schwachsinnigen wird immer dem Affektiven verhaftet bleiben,
sich auf Anschauliches stützen müssen. Wir gehen hier auch auf
solche Hemmungen ein und ziehen zum Vergleich die Gespräche
mit den Normalen heran. Den Einfluß des Affekts haben wir schon
bei der Betrachtung der Abhängigkeit der Gesprächsleistung der
Kinder vom Emotionalen gekennzeichnet. Ausgesprochen affektives
Denken finden wir bei E. (1, 2), bei der auch durch den Affekt
Vorstellungen magischer Art ausgelöst werden. M. (13) läßt sich
durch X. Frage suggestiv beeinflussen, um sich ins günstigste Licht
zu stellen. Unsere Normalen sind von solchen Gefühlen unbeein-
flußt: H. (19) antwortet auf die Frage, was der Schmetterling fresse:
„Das weiß ich nicht, das hab' ich noch nicht gesehen." — Gute
Beispiele von flachem, assoziativem Denken bringen uns A. (6 l, m,
n), M. (13 m, n, o) und L. (3 j, k). Bei den Normalen finden wir
ein derartiges Denken nicht. — Als eine assoziative Entgleisung
können wir die Antwort L.s (4) bezeichnen, die auf die Frage: „Wen
schießen die Soldaten im Krieg?" antwortet: „Die Spatzen." —

Beim Definieren der abstrakten Begriffe stellt sich bei den
Debilen ein Verkennen begrifflicher Verhältnisse heraus. Paula (26)
antwortet auf die Frage, was Mitleid sei: „Wenn sie sich zanken,
dann?" Ungerechtigkeit ist für sie gleichbedeutend mit Un-
gezogenheit (27). Peter K. (30) verwechselt „Leidtragen" mit dem
Begriff „Mitleid". „Gerechtigkeit ist für K. (31): „Wenn man alles
richtig gesagt hat." W. (34 ff.) kennt weder Mitleid noch Gerechtigkeit. — Bei den Normalen finden wir ein solches Verkennen begrifflicher Verhältnisse nicht; ihr Denken ist abstrakter. Der
Schwachsinnige denkt vorwiegend in anschaulichen Vorstellungen.

In unseren Gesprächen wird die Abstraktionsfähigkeit des Kindes hauptsächlich beim Vergleich der Begriffe „Holz" und „Glas" (Schmetterling und Fliege können besser verglichen werden, da sie gut veranschaulicht werden können) und bei dem Erklären der abstrakten Begriffe verlangt. In den Aussagen H.s (15) tritt deutlich in die Erscheinung, daß der Knabe sich ein ganz bestimmtes Stück Holz und Glas vorstellt: „Das Glas ist viel blanker und das Holz ist schmutzig, viel Dreck dran und das Glas gar nicht." Für ein anderes Kind vertritt auch eine Fensterscheibe den Begriff „Glas". — An Stelle der Definition abstrakter Begriffe bringen die Kinder Beispiele. Ganz konkretes Denken zeigt ein Junge, der auf die Frage: „Wie ist das denn, wenn man mitleidig ist?", antwortet: „Ist einer so muksig und dann sprechen sie gegenseitig nicht mehr mit sich." Den einzelnen Begriffen: „Mitleid", „Neid", „Gerechtigkeit" wird von den Kindern ein ganz enger Vorstellungskreis zugeordnet, dessen Inhalt sie sich anschaulich vergegenwärtigen können. Diese Begriffe sind demnach für unsere Kinder ebensowenig abstrakt, wie der Begriff „Puppe", der für sie ihre Puppe verkörpert. — Auch die Normalen bringen konkrete Beispiele, da ihnen eine exakte Definition zu schwer fallen würde, aber sie verbinden eine solche Mannigfaltigkeit an Vorstellungsbildern mit den Begriffen, wie z. B. H. (38) mit „Gerechtigkeit", daß man annehmen kann, daß sie ihnen zu Allgemeinbegriffen geworden sind. Auch W.s Analyse (39) des Gefühlskomplexes „Mitleid" bewahrheitet unsere Behauptung: „Dann ist man so traurig und man freut sich, daß man das nicht braucht, was der Andere tun muß. Der Andere möchte auch gerne mit, der krank ist oder so." Dieses „oder so" zeigt, daß für W. verschiedene Situationen in Frage kommen können. — Die Normalen bringen uns auch einige sehr gute Analogieschlüsse, die wir bei den Debilen nicht finden, da sie logisches Denken erfordern: R. (21) und H. (19).

Zum Schluß wäre noch etwas über assoziative, perseverative und andere die Gesprächsführung des Kindes bestimmende Tendenzen vorzubringen. Die Assoziationen, die wir bei den Debilen feststellen können, geben dem Kinde keine Veranlassung, mit ihrer Hilfe etwas Neues zu formen. Es sind meist wenig sinnvolle Verknüpfungen, die sich an einzelne Worte anschließen. Wir finden sie am Ausgeprägtesten bei: E. (2, c, d, e), L. (3, s), L. (4, c, d), A. (7, b, c, d), H. (8, c, u). Bei den Normalschülern weist nur R.s Gespräch (21) eine solche Assoziation auf. Man merkt deutlich, wie der Knabe willentlich sein vorher stark zielgerichtetes Denken durch diese auftauchende Assoziation ablenken läßt, um der Schwierigkeit der an ihn gestellten Aufgabe zu entgehen. — Perseverationen der dem

Kinde interessant erscheinenden Vorstellungen finden wir bei unsern Debilen: E. (1, u), L. (3, d, k), L. (4, e), A. (7, f) und H. (15, a, b). Die Gespräche der Normalen weisen nur das Perseverieren determinierender Tendenzen auf: so wirkt bei R. (23, f) die im vorhergehenden Gespräch gesetzte Aufgabe, zwei Begriffe aufeinander zu beziehen, noch im folgenden Gespräch nach. Eine solche Perseveration können wir aber auch noch bei einem debilen Kinde H. (14) feststellen: Die Einstellung zum Generalisieren, die durch das vorhergehende Gespräch erzeugt wurde, zeigt noch im nächsten ihre Wirkung. Im allgemeinen konnte bei den Hilfsschülern solch eine zielgerichtete Tendenz nicht gesetzt werden, während die Normalschüler sich durchweg an das gestellte Thema hielten, das für sie determinierend wirkte. So bietet uns z. B. H. (19) alles, was er über Schmetterling und Fliege aussagen kann, in fließender Sprache nacheinander dar. Die Debilen müssen dagegen immer wieder auf das Ziel hingewiesen werden.

Vorstehende Arbeit wurde auf Anregung und unter Leitung von Herrn Professor Dr. D. K a t z im psychologischen Institut der Universität Rostock ausgeführt.

Ich möchte es nicht versäumen, an dieser Stelle Herrn Professor Katz für Anregung und Förderung meiner Arbeit meinen ergebensten Dank auszusprechen.

Literaturangabe.

B o b e r t a g , Über Intelligenzprüfungen nach der Methode von Binet und Simon. 3. Auflage. Leipzig 1928. — K. B ü h l e r , Die geistige Entwicklung des Kindes. Jena 1918. — A. G r e g o r , Untersuchungen über die Entwicklung einfacher logischer Leistungen. Ztschr. f. angew. Psychol. Bd. 10, 1915. — D. K a t z , Neue Gespräche mit Kindern. Bericht über den Vierten Kongreß für Heilpädagogik in Leipzig. Berlin 1929. — D. u. R. K a t z , Gespräche mit Kindern. Untersuchungen zur Sozialpsychologie und Pädagogik. Berlin 1928. — P. R ö s g e n , Abstrakte Begriffe im Gedankenkreise der Hilfsschüler. Wege zur Heilpädagogik, Heft 3, Beihefte zur Hilfsschule. Halle a. d. S., 1927. — F r. R ö s s e l , Das Hilfsschulkind. Versuch einer Charakteristik nach seinen Verhaltungsweisen und Betätigungsformen. Wege zur Heilpädagogik, Heft 1, Beihefte zur Hilfsschule. Halle a. d. S. 1925. — W. S t e r n , Psychologie der frühen Kindheit. 5. Aufl., Leipzig 1928. — E. S t i e r , Erkennung und Behandlung der Psychopahtie bei Kindern und Jugendlichen. Beiträge zur Kinderforschung und Heilerziehung, Heft 161, Beihefte zur Zeitschrift für Kinderforschung. Langensalza 1920.

Lebenslauf.

Ich, Juliane Bieber, Tochter des Geschäftsführers Wilhelm Bieber, Duisburg, wurde am 24. Juni 1897 zu Duisburg geboren. Ich besuchte zuerst die Mittelschule in Duisburg und dann, da wir nach Hochemmerich verzogen, die dortige Privat-Töchterschule. In Homberg absolvierte ich die von der Stadt Duisburg eingerichtete Handelsschule und erlernte dann in dem Pensionat der Herrnhuter Brüdergemeinde, Neuwied, den Haushalt und nahm an dem dortigen wissenschaftlichen Unterricht teil. Im Kriege war ich im Geschäfte meines Vaters in Buchführung und Korrespondenz tätig. Vom November 1918 bis Oktober 1919 erlernte ich in einer Leipziger Chemieschule Röntgen und Chemie und arbeitete vom November 1919 bis Oktober 1920 als Röntgenassistentin an dem Hamburgischen Seehospital „Nordheimstiftung" in Sahlenburg bei Cuxhaven. Im April 1921 trat ich in das soziale Frauenseminar, Kaiserswerth, ein, nachdem ich vorher in der Buchhaltung meiner Verwandten in Duisburg tätig gewesen war. Im Frühjahr 1923 machte ich das staatliche Examen als Wohlfahrtspflegerin der Gruppe C (allgemeine und wirtschaftliche Fürsorge) und im Frühjahr 1924 das der Gruppe B (Jugendwohlfahrtspflege). Nach dem Examen war ich vier Monate an der Landes-Heil- und Erziehungsanstalt Hadamar in der Abteilung psychopathischer Jugendlicher und dann einige Monate beim evangelischen Jugendamt Duisburg - Nord angestellt. Darauf arbeitete ich bis Januar 1924 als Hospitantin beim Städtischen Jugendamt Duisburg in der Jugendpflege und bei der Amtsvormundschaft. Vom Januar 1924 bis April 1925 war ich beim Jugendamt der evangelischen Gemeinde Duisburg in der Jugendfürsorge und vom April 1925 bis November 1927 als Familienfürsorgerin beim Jugend- und Wohlfahrtsamt der Stadt Wandsbek tätig. In der letzten Stellung wurde mir Gelegenheit geboten, die Universität Hamburg zu besuchen. Vom November 1927 bis März 1928 bereitete ich mich in Hamburg auf die Reifeprüfung vor, auf die ich schon während verschiedener Jahre hingearbeitet hatte, und besuchte die Universität weiter. Die Reifeprüfung legte ich im März 1928 an der Lichtwarkschule, Hamburg (deutsche Oberschule) ab. Im Sommer-Semester 1928 immatrikulierte ich mich an der Universität Rostock.

Konfession: evangelisch. Staatsangehörigkeit: Preußen und Hamburg.